Jag vill bli behandlad som en människa!

Laila Berger

Jag vill bli behandlad som en människa!

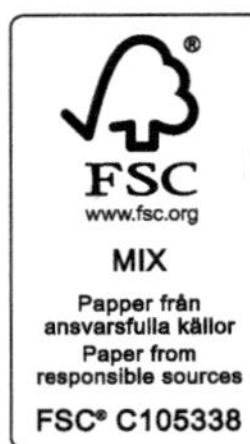

Förlag: BoD – Books on Demand, Stockholm, Sverige
Tryck: BoD – Books on Demand, Norderstedt, Tyskland
ISBN: 978-91-8080-643-5

Till Max

Innehållsförteckning

– Jag vill bli behandlad som en människa! är vad min mamma själv sa under en av de många krångliga turerna i hennes vårdförlopp.

Denna bok är en självupplevd erfarenhet av den svenska sjukvården och den utspelar sig i en medelstor stad i Sverige. Huvudpersonen är en kvinna, några år över 80, och jag som skriver hennes historia är hennes dotter som gärna vill berätta om det vi upplevde tillsammans under den här perioden. Målet är inte att skildra enskilda personer utan systemet, på gott och ont. Det är mycket som är fantastiskt i svensk sjukvård, men också mycket som kan göras bättre och effektivare. Jag kommer att berätta om händelser där man eventuellt kan identifiera enskilda personer, men min mening är inte att anmärka på dem, utan det är systemet jag vill belysa.

För att det inte ska gå att identifiera de personer och platser jag skriver om så har jag ändrat samtliga namn på personer och platser som förekommer i texten.

Förord:

»Man måste vara frisk för att orka vara sjuk« har någon förståndig människa någon gång sagt. Och om du någon gång blir så dålig att du behöver professionell vård kommer du kanske att upptäcka hur pinsamt sant det här citatet faktiskt är. Vare sig du är patient eller anhörig.

Har du tur fungerar allt hur smidigt som helst, men har du otur kommer du att tvingas upptäcka att det finns en total brist på kommunikation och information mellan olika avdelningar och vårdgivare.

Eftersom jag själv arbetar som sjuksköterska på en intensivvårdsavdelning trodde jag i min enfald att jag hade råkoll på vårdförloppet då min mamma blev sjuk i cancer. Men hej vad jag bedrog mig!

Min enda fördel (eller nackdel, allt beror ju på hur man ser det) var att jag hade en fullständigt klar bild av sjukdomsförloppet…

Under hela den här perioden stötte jag på byråkratiska och administrativa labyrinter av svindlande proportioner.

Min mamma och jag mötte vårdpersonal som var hårresande ointresserade av både sitt jobb och de personer de förväntades ta hand om. Men självklart mötte vi också fantastiska människor som verkligen ville göra ett bra jobb men där en arbetsplatskultur formad av svagt ledarskap och en märklig låt gå-mentalitet eller helt enkelt bristande information satte käppar i hjulet för dem.

Och så naturligtvis de genuint fantastiska och engagerade personer som i slutändan gjorde att man trots allt härdade ut hela vägen!

Att bli sjuk.

Mitten på november 2021

Det är en helt vanlig gråregnig fredag och jag gör mig i ordning för att gå till jobbet då mamma ringer och säger att hon inte mår bra.

Bara det är något av en smärre sensation – min nästan kärnfriska mamma, som förutom att höra lite dåligt, men inte dåligt nog för en hörapparat, som knappt tagit mer än två Panodil vart tredje år, skulle knappast höra av sig och säga att hon inte mådde bra såvida hon inte brutit båda benen och tyckt det var lite jobbigt att gå sin dagliga timslånga promenad i skogen, t o m då skulle hon förmodligen ringa EFTER promenaden!
Jag borde egentligen inte bli förvånad, mamma är ändå 88 år gammal men är av den bestämda åsikten att man kan ta sig igenom det mesta om man bara anstränger sig tillräckligt. En promenad i skogen eller på stranden löser alla problem är hennes motto. Hon är född och uppvuxen i Danmark, och efter att ha gift sig med min pappa och fått mig och mina två bröder flyttade vi till Sverige för pappas jobb. Efter att ha varit hemma med oss barn började hon jobba som sjuksköterska, en utbildning hon hade med sig från Danmark. Trots att mamma jobbade så lärde hon sig aldrig svenska ordentligt och när hon nu blivit äldre är det mer och mer danska hon pratar. Hon är också helt övertygad om att alla förstår danska bara man lyssnar.

Mamma förstår svenska helt och fullt och har alltid följt med i tidningar och på TV.

Så när den här rörliga och aktiva kvinnan, som lätt går en timme i skogen varje förmiddag, trots att hon går med rullator, och gärna en extra tur på eftermiddagen, plötsligt säger att hon mår dåligt, hon har vit avföring och ingen aptit, då förstår jag att hon VERKLIGEN inte mår bra!

Jag fixar en akut tid till distriktsläkaren, hädanefter kallad dr Stenson – jag är verkligen inte imponerad av hans insatser… men det ska också tilläggas att allt dr Stenson gör är rätt medicinskt och juridiskt. Om det däremot är rätt för patienten är en annan fråga.

Just nu nonchalerar han mammas problem, säger att »lite dålig mage, det kan man ju ha ibland, du mår ju bra i övrigt«. Han tar inga prover eller känner på hennes mage och hon skickas hem med ett uttalande om att detta är inget att ta en akut tid för. Mamma blir naturligtvis ledsen och känner att hon inte blir tagen på allvar.

Jag är besviken på vårdcentralens sätt att hantera min mammas problem och skriver ett klagomål på händelsen på deras sida som jag går in på via 1177. Jag måste skriva det på min sida då jag inte kan komma in i mammas journal, hon har inte BankID.

Till saken hör att mamma och dr Stenson har träffats tidigare. För knappt ett halvår sedan diagnosticerade han henne felaktigt med »fönstertittarsjukan« claudicatio intermittens. Han förstod uppenbarligen inte hennes danska utan trodde att hon fick ont i benen när hon gick när det i själva verket var tvärtom, hon fick ont i benen när hon var stilla. Han skrev då ut både blodförtunnande och kolesterolsänkande läkemedel (statiner).

Mamma tog medicinen i två dagar men blev sedan så yr att hon var tvungen att sluta. Medicinerna kommer att ställa till det längre fram.

Märkligt faktum: I vissa regioner i Sverige får vårdcentralen betalt från regionen utifrån patienternas diagnoser, fler diagnoser mer pengar. Jag hoppades verkligen inte att så var fallet här.

17 december 2021

Mamma blir inte bättre. Nu har hennes urin blivit mörk och hon har ingen aptit. Hon har typiska symtom för gulsot; mörk urin, ljus avföring, lätt brunaktig i hyn.

Jag har lyckats boka en telefontid åt henne med distriktsläkaren, min gamla favorit dr Stenson, som ber henne komma och ta prover. Än så länge är mamma såpass pigg att hon orkar ta ett sådant telefonsamtal med doktorn och gå de 500 metrarna till vårdcentralen.

De tar lever-, gall- och pankreasprover (bukspottkörteln) och läkaren känner på tarmen som enligt honom känns bra. Om det är något med proverna så kommer han att höra av sig säger han. Det gör han inte, och proverna visar sig vara ok, trots mammas symtom kvarstår.

Efter att jag i november skrivit till vårdcentralen och klagat på dr Stenson första bemötande, blir jag nu uppringd av chefen för vårdcentralen som efter att ha hört min berättelse ordnar en telefontid med dr Stenson och mig 10 dagar senare vilket blir den 27 december.

17-26 december 2021

Under dagarna som följer har mamma blivit sämre, hon går på toa 4-6 gånger på förmiddagen, och har vita fettklumpar i avföringen, ett typiskt symptom på att det är något problem med bukspottkörteln. Hon vågar inte längre gå ut på sina dagliga långpromenader utan stannar hemma och håller sig inomhus hela julen. Under den här tiden går hon ner fyra kilo, ganska mycket med tanke på att hon bara väger 61 kg i normala fall, och tappar det mesta av sin kondition och styrka, nu får hon gå med rullator även inne. Mat och dryck får hon nästan inte i sig, hon blir helt orkeslös.

27 december 2021

Den 27 december pratar jag med distriktsläkaren – dr Stenson igen – och utifrån min berättelse om hur mamma mår och har mått den senaste tiden med eliminationen (urin och avföring), viktnedgången och bristen på aptit skriver han en remiss till akuten där han vill att en kirurg ska titta på henne. Dr Stenson hävdar också att han sagt till mamma att hon ska återkomma om hon blir sämre, det har hon inte hört, eller missförstått.

Distriktsläkare: En distriktsläkare som är specialist har en utbildning på först 5,5 år på läkarprogrammet på universitetet, sedan allmäntjänstgöring (AT) i 2 år. Efter det, 5 års specialisering (ST) till distriktsläkare. De börjar få lön i samband med sin AT-tjänstgöring, den ligger på ca 35.000 kr/månad. Som specialist ligger månadslönen på minst 83.000 kr/månad. Källa: SCB.

Mamma är danska, men förstår svenska alldeles utmärkt då hon arbetat som sjuksköterska i Sverige i över 20 år. Men hur lätt är det för en 80+ att återkomma om man mår sämre??? Inte alls skulle jag vilja säga: först ett långt telefonmeddelande sedan ska man kunna knappa in sitt telefonnummer och uppfatta när man kommer att bli uppringd, och sedan när man väl blir uppringd prata med en stressad sjuksköterska som inte har några tider till läkaren utan ber en återkomma nästa dag. Telefontid finns inte heller på kanske en månad.

Om mamma hade fått en datortomografi av magen vid sitt första besök hos dr Stenson på hösten, så hade allt det som sedan inträffade troligen inte behövt hända. Då hade man konstaterat tumören tidigare, kunnat göra en ERCP, stent i gallvägen (se sidan 27 för närmare förklaring), medan hon fortfarande hade styrka och energi, samt satt in mediciner som minskade diarréerna och som gjorde att hon kunde ta upp maten så att hon inte blev så kraftlös. Hon hade med all säkerhet då kunnat vara hemma större delen av, om inte hela, sjukdomstiden. Hon hade inte behövt två veckor på en akut kirurgavdelning och sedan ytterligare fem veckor på en avlastningsavdelning för att till slut hamna på ett äldreboende där de inte hade någon kunskap om hennes sjukdom.

Men nej, vårdcentralen får betala för att skicka någon på CT så det görs inte i första taget.

Problemet med vårdcentraler är att det kostar pengar för dem att skicka en patient på undersökningar som görs på sjukhuset, t.ex. en röntgen, en CT buk (Datortomografi röntgen av magen) ta prover, odlingar m.m. som också analyseras på sjukhuset, så det vill de helst inte göra.

Men nu har dr Stenson skickat en remiss till akuten, så då hamnar inte kostnaderna för vidare undersökningar på vårdcentralen.

Då det nu är sent på måndagseftermiddagen väntar vi till tisdag morgon med att åka till akuten.

28 december

Klockan nio på förmiddagen är där lugnt och allt går snabbt, mamma kom ju på remiss från distriktsläkaren så ingen ifrågasatte att hon kom dit. (Annars hänvisar akuten allt som inte är akut till distriktsläkare).

Mamma blev remitterad till akuten för att träffa en kirurg men träffade bara en icke färdigutbildad läkare, en AT-läkare, som, efter att ha känt på mammas mage och tagit prover, vill att hon gör en akut CT, datortomografi samtidigt säger han att det kommer ta tid att få en CT idag. I stället för att vänta i flera timmar får mamma tid till CT klockan 10 dagen efter. Jag kör hem mamma och ser till att hon får mat – som hon inte vill eller orkar äta, äter själv en snabb lunch och går sedan på mitt arbetspass på sjukhuset. Jag är lite sen, har förvarnat om det och berättar för min chef vad som hänt och att vi ska åter till akuten dagen efter. Han berättar att hans fru är sjuksköterska på akuten och kommer att jobba då. Han ska be henne ordna så att det går så snabbt som möjligt för oss så att jag hinner till jobbet då mitt pass börjar kl. 14.00.

Tänker samtidigt på hur otroligt tacksam jag är då jag har ett jobb där chef och arbetskamrater faktiskt förstår problematiken, och är medvetna om nödvändigheten av att kunna pussla ihop arbetet med tidsbokningar, läkarbesök och allt annat som plötsligt måste göras.

Onsdag 29 december 2021

På morgonen ringer mamma vid niotiden och säger att sjukhuset ringt och sagt att någon av dem vi träffade under gårdagen på akuten i dag är covidpositiv. Mamma säger att de har sagt att hon måste gå till vårdcentralen och testa sig innan hon får komma tillbaka för sin CT. Det kan och orkar hon inte och hon vet inte vem som ringde eller hur hon ska göra. Hon mår dåligt, har diarréer och är trött. Nu känner jag att jag måste utnyttja mina kontakter och ringer direkt till en sekreterare på akuten och förklarar läget. Då min chefs fru är sjuksköterska på akuten och vet via sin make att vi ska komma och gärna vill få förtur (så att jag hinner till jobbet kl. 14), får vi nu komma till akuten där mamma får ta ett covidtest och vi får vänta 1,5 timme på svar. CT är uppskjuten tills svaret kommer, men ska ändå göras även om mamma är covidpositiv. Mig testar de inte!

Hur tänkte de när de ringde och sa till mamma att hon skulle gå till vårdcentralen? Hade mamma inte haft någon – i det här fallet jag – som kunde fixa det, så hade det inte blivit någon CT den dagen.
Jag är också tveksam till om man på vårdcentralen hade blivit glad om hon kommit dit för en covidtest, att boka tid så sent hade knappast varit genomförbart.

Jag går upp till jobbet och gör en test där. Har inga symtom och får jobba i väntan på svar. Men det blir inget jobb denna dag, då mamma (som inte hade covid) efter att hon gjort sin CT klockan 12.30 får veta att hon har en tumör på pancreas, bukspottskörteln, och att den täpper till gallgångarna. Trots att jag innerst inne visste det så blir jag ledsen och chockad och känner mig inte i stånd att ta hand om svårt sjuka IVA-patienter.

Vi får besked, av samma AT-läkare som vi träffade dagen innan, om att mamma kommer att kallas till en kirurg som är specialist på området inom två veckor. Jag ber att de ska ringa mig om tiden och inte mamma, hon hör dåligt i telefon och uppfattar då inte vad som sägs, speciellt inte nu när hon är så trött och tagen.

Jag kör hem mamma, hon sätter sig i sin favoritfåtölj tittar på ett foto av min pappa som dog för sju år sedan, vinkar till honom och säger att »nu kommer jag snart«, hon har redan förstått vad som väntar och att det inte tar lång tid. Hon får mat och lägger sig och vilar.

Jag informerar mina bröder Peter och Thomas via mail. När jag går hem från mamma börjar jag gråta, ringer till Thomas och berättar för honom om sjukdomen och trolig prognos. Vet att det handlar om månader mamma har kvar i livet, inte år.

När en central person i en familj blir allvarligt sjuk, så som en mamma är, ställs ofta familjens relationer till varandra på prov. Syskon som inte pratat med varandra på flera år blir plötsligt påtvingade en kontakt. En kontakt som fram tills nu har skett via mamma har brutits pga. hennes sjukdom. Jag vet från mitt arbete som sjuksköterska på en intensivvårdsavdelning att det är mycket sällsynt med familjer där det inte finns någon form av problem. Det kan vara dålig kontakt med barn, barn som har olika problem och dålig kontakt med föräldrar eller varandra. Det kan vara exmakar som bråkar, syskon som bråkar, problem med ingifta personers familjer så att det blir dina/mina/våra barn osv osv. Den som säger att hos oss är allt perfekt är nog i bästa fall lite naiv, eller lever i total förnekelse. Men så är livet, man kan inte älska alla – men man kan göra sitt bästa för att respektera alla, och i en situation där någon man älskar blir väldigt sjuk är det ens skyldighet att samarbeta för den personens skull! Jag tycker att jag och mina bröder lyckades göra det. Vi hade en mailkontakt där vi redovisade vad som hänt och vad som var på gång. Då Peter redan haft hand om mammas ekonomi i flera år så föll det sig naturligt att han fortsatte med det. Thomas tog hand om allt det praktiska och var fixaren. Jag tog hand om mamma, kontakten med alla inom vården och styrde hennes omvårdnad och medicinering. Jag fick också hennes kontokort och koden så att jag kunde handla det hon behövde.

Läkare, sjuksköterskor och övrig vårdpersonal tyckte säkert ibland att jag styrde för mycket, men så länge de gjorde ett bra jobb la jag mig inte i – men när jag såg ren nonchalans eller okunnighet kunde jag bara inte hålla tyst. Det var alltid med mammas bästa för ögonen. Jag visste att hon inte skulle bli frisk, men mitt mål var att göra det så bra som möjligt för henne trots sjukdomen. Det handlar om värdighet! Och som mamma själv uttryckte det – att bli behandlad som en människa.

Januari 2022

Mamma mår ibland bättre ibland sämre, värst för henne är att vara tvungen att springa på toaletten så ofta, därför vågar hon inte heller gå ut längre. Jag ringer kommunen för att få en ansökan om hemtjänst och annat boende. De skickar ansökan, och den kommer inom två dagar.

Tisdagen den 4 januari

Mamma ringer på morgonen till mig och säger att en sekreterare från kirurgmottagningen har ringt och meddelar att hon har fått en tid måndagen den 10 januari kl.

8.30, där hon ska träffa en specialist på pancreascancer. Hon blir tillsagd att ta prover några dagar innan hon kommer, det är bara att gå till vårdcentralen säger de. Att de inte skulle ringa henne utan mig istället har fallit bort på vägen. Jag ringer sekreteraren från min arbetsplats på IVA för att lättare kunna komma fram och slippa telefonkön. Hon vet inget om att det är jag som ska kontaktas istället för mamma. Jag får reda på vad som gäller, vem mamma ska träffa och att hon ska lämna prover. Eventuellt kommer det att komma ett brev, men postgången nuförtiden kan ju vara minst sagt svajig. Men den här gången hade vi tur och brevet kommer samma dag, den 4 januari.

Onsdag 5 januari

Mamma mår inte så bra, hon har ont i magen och är trött. Jag lyckas få in henne i bilen och kör de 500 metrarna till vårdcentralen.

Där möts vi av en sur sekreterare som säger att man måste boka tid för att ta prover. Det visste vi inte, och jag säger att sekreteraren på kirurgmottagningen sagt att det var ok att bara åka hit. – Det har varit tidsbokning i ett år, säger den fortfarande mycket sura sekreteraren. – Då får ni kanske informera kirurgmottagningen om det, säger jag. Det svarar hon inte på. Efter att ha tittat i datorn säger hon: – Ni har tur det finns en ledig tid kvar idag och det är om 10 minuter. Jag tackar henne för hjälpen och vi sätter oss och väntar.

Jag funderar på att OM det nu inte funnits en tid, skulle vi åkt hem då och försökt igen på fredagen?? Torsdag var det Trettondag och helgdag och proverna måste ju vara klara på måndag morgon när vi träffar läkaren!?! Frågan är också hur mamma skulle boka tid då hon inte har dator och bankID.

När provtagningen är klar ber jag samma sekreterare skicka journalkopior samt kopior på blodprovsvar och CT-svar till mamma. Sekreteraren är fortfarande otroligt sur och säger att det måste läkaren godkänna först.

Man kan inte bli nekad att få sina egna journalkopior men läkaren måste ändå ge ett formellt tillstånd. Slöseri med tid och resurser – och ren byråkrati enligt min mening!

Man är väldigt sårbar, ledsen och chockad när man för bara en vecka sedan fått besked om att ens mamma har en tumör som man vet inte kan göras något åt och att hon inte har lång tid kvar. Obehandlad tumör i bukspottskörteln har en överlevnad på månader, inte år. Mamma är trött, ledsen, har ont och är på toa så ofta att hon snart inte orkar längre. Att då tvingas hantera en snäsig sekreterare gör det hela värre. Hur lite hade det inte kostat henne att på ett vänligt sätt säga att »egentligen ska ni boka tid men nu ska jag se vad jag kan göra«. Då hade vi ju också vetat nästa gång att vi ska boka tid.

Senare på dagen skickar jag iväg ansökan om hemtjänst och annat boende till kommunen. Berättar om diagnosen och det snabba förloppet samt ber att de ska kontakta mig i första hand.

Torsdag-fredag 6 och 7 januari

Mamma är hemma, hon vågar fortfarande inte gå ut
för att hon kanske plötsligt behöver gå på toa. Jag har
köpt blöjor till henne och jag är också orolig att hon ska
ramla. Hon har väldigt ont av och till, oftast strax innan
hon måste på toaletten, VAS 6-7 enligt henne *(VAS är en
smärtskala från 0-10)*. Det blir bättre efter toalettbesöket
och efter en stund är hon nästan smärtfri. Hon tar bara
Panodil. Någon annan medicinering har hon inte blivit
erbjuden.

Lördag 8 januari

Jag köper tidningar till mamma och lånar en Herman
Lindqvist-bok med korta anekdoter på biblioteket åt
henne. Hon säger att hon kunnat äta.

Söndag 9 januari

Mamma har fått klåda. Jag förklarar att det är för att
lever och galla inte fungerar som de ska. Hon är uppgi-
ven och vill inte leva längre. Vi pratar om att det kanske
inte är någon bra idé att hon flyttar till ett boende med
tanke på eventuella besöksförbud igen, men också för att
hon då inte längre har de danska kanalerna på TV:n som
hon har hemma och helst tittar på. Nu hänger allt på
vad överläkaren på kirurgen säger i morgon. Jag hoppas
att Thomas kan följa med, det är alltid bra om fler hör

och ställer frågor. Thomas ringer sedan och bekräftar att han följer med. Han kommer också att hämta mamma.

Måndag 10 januari

45 minuter före vår besökstid ringer de från kirurgmottagningen till mamma – inte till mig – för att tala om att läkaren är sjuk. Det finns ingen annan som kan ta läkarbesöket så de kommer att återkomma om ny tid. Mamma har fått sådan klåda så jag ringer vårdcentralen och ber om ett recept på tablett Tavegyl mot klådan.

Nu måste jag också ta tag i att ordna hemtjänst. Annat boende har för- och nackdelar, det kan ju bli besöksförbud igen och hon har inte dansk TV någon annanstans. Är hon hemma kan jag styra det lite bättre.

Inget recept på Tavegyl kommer in under dagen, jag tar med mig några tabletter jag har hemma och lämnar till henne. Hon har klåda och är uppgiven, säger själv att detta kommer att gå fort. Hon känner att hon inte orkar länge till, det kliar överallt, även i ögonen. Hon frågar om jag har förklarat prognosen för Thomas? Ja det har jag, säger jag.

De hade dessutom ringt från kirurgmottagningen till mamma *(igen – inte till mig!)* på eftermiddagen och hon hade fått en ny tid fredagen den 14 januari kl. 9.00.

Tisdag 11 januari

Jag ringer vårdcentralen igen om receptet på Tavegyl, de har haft mycket att göra säger de, och två läkare är sjuka. Jag känner bara att, ledsen, men det är inte mitt problem.

Ringer kirurgmottagningen för att få bekräftat tiden på fredagen den 14:e eftersom mamma inte är helt säker… Där har de ett uppringningssystem som säger att de kommer att ringa upp i morgon onsdag, men då jobbar jag och kan inte ta deras samtal, vilket jag meddelar på en telefonsvarare. Efter en halvtimme ringer en sekreterare och bekräftar tiden på fredag hos dr Anders Hansson, överläkare på kirurgen.

Nu har det kommit in ett recept på tablett Tavegyl och jag cyklar genast till apoteket för att hämta ut det. Men det visar sig att Tavegyl inte tillverkas längre.

Suck, ringer vårdcentralen igen, telefonkö, blir till slut uppringd och jag informerar dem om att Tavegyl inte tillverkas längre. Distriktssköterskan lovar höra med läkaren om något annat likvärdigt läkemedel och återkomma. – Ni behöver inte ringa, säger jag, jag ser när det kommit in ett recept, då mamma sedan länge har registrerat på apoteket att jag kan hämta hennes läkemedel så syns det i min apoteksapp.

Ringer hemsjukvården där biståndshandläggare Pia ringer upp efter en kvart, jag förklarar situationen och till slut kommer vi fram till att vi ses på fredag kl 14 då hon ska komma hem till mamma. Vi ska då diskutera hjälp, boende, hjälpmedel m.m.

Biståndshandläggaren är den som utreder, bedömer och beslutar om insatser inom äldreomsorgen. I de flesta jobbannonserna för biståndshandläggare krävs en socionomexamen, men yrkeskategorin saknar ett fastställt utbildningskrav varför det är vanligt att biståndshandläggarna har olika bakgrunder. De har dock väldigt sällan någon sjukvårdsutbildning.
Medellönen för en biståndshandläggare är 35 100 kronor i månaden enligt 2023 års lönestatistik.

Tur att jag jobbar oregelbundet och är ledig en del vardagar, annars hade det varit näst intill omöjligt att var med vid dessa olika möten och hjälpa mamma.

Strax efter lunch kollar jag min apoteketapp och det har kommit in ett recept till mamma på kolestyraminpulver mot klåda som ska blandas med vatten och drickas. Jag hämtar ut det på apoteket där farmaceuten börjar ifrågasätta om det är det korrekta läkemedlet mot klåda som det står att det ska vara. Jag förklarar diagnosen för henne, och får då bekräftat att det rätt medicin. *Om jag inte hade kunnat förklara diagnosen för farmaceuten hade jag ju blivit osäker och orolig att mamma inte fått rätt läkemedel.* Åker hem till mamma direkt och ger henne ett glas med pulvret och vatten, först är hon tveksam till om hon kan dricka det men det går.

Onsdag 12 januari

Jag köper en näringsdryck och åker förbi mamma med den, hon har bara ätit lite gröt och en smörgås. Hon har ingen aptit.

Fredag 14 januari

Thomas, mamma och jag åker till kirurgmottagningen och träffar överläkaren Anders Hansson. Det blir ett helt okej besök. Vi fick bekräftat att det inte är något att göra, det är symtomlindring som gäller. Operation är inte aktuellt, och varken cytostatika eller strålning kommer att ha någon effekt, med tanke på mammas ålder så kommer hon inte orka det. Mamma vill heller inte ha någon cytostatika eller strålning och absolut inte opereras, det skulle hon inte överleva säger hon.

Fick utskrivet Creonkapslar som ersätter pancreasenzymerna mammas kropp inte längre tillverkar p.g.a. tumören. Det är därför hon är så dålig i magen och inte kan ta upp näringen. Man tog nya prover, om det skulle visa sig att bilirubin (som när det är förhöjt kan tyda på leversjukdom och/eller stopp i gallvägarna) har stigit är det aktuellt med en ERCP, (Endoskopisk Retrograd Cholangio-pankreatografi). Då man för ner en lång slangliknade apparat med kamera på via munnen, magsäcken, tarmen och ut mot gallan för att sätta en stent i gallgången så att den inte är tilltäppt. Dr Hansson lovar att höra av sig till mig i nästa vecka. Mamma har blivit gul och har klåda. Klådan är värst. Vi fick telefonnummer till en kontaktsjuksköterska på kirurgmottagningen. Läkaren skrev också ut en remiss till palliativa konsult teamet (PKT) för en första kontakt. Eventuellt kan mamma få kortison längre fram mot klådan sa doktorn.

Besöket var bra, läkaren satt mittemot mamma och talade tydligt och klart så att hon förstod och kunde ställa frågor. Min bror och jag fick också ställa frågor. Dr Hansson som kände igen mig sa också att han skulle höra av sig till mig ang. provsvar, vilket han också gjorde.

Vi upplevde ingen stress vid besöket vilket var positivt för helheten och för att kunna ta in informationen. Detta var enda gången vi träffade den överläkare som hade denna typ av sjukdomar som sin specialitet. Han fanns kanske med i bakgrunden under de kommande veckorna men enligt mamma träffade hon honom inte igen, och inte jag heller.

Medan Thomas körde hem mamma hämtade jag ut Creonkapslarna på apoteket, då blev man glad för hög-kostnadsskyddet, mamma kom över det direkt.

På eftermiddagen kom biståndshandläggare Pia. Hon benade upp det hela med vilka alternativ av hemtjänst, privat och offentlig och vad man kunde få hjälp med, som fanns och vi valde hemtjänst från kommunen med tillsyn på morgonen samt dusch tisdag och fredag. Mål-tider kommer att komma från den 27/1. Vi fick också information om boenden. Än så länge bor mamma kvar hemma så att hon har tillgång till sina danska TV-kanaler och vi finns i närheten. Senare ringde de från hemtjänsten och bekräftade att de startar på måndag och att de kontaktar mig vid behov. Jag fick också deras telefonnummer.

Helgen var lugn, värst var klådan tyckte mamma. Jag var hemma hos henne en stund, sedan var min son Patrik där en timme och hjälpte henne byta gardiner och de pratade, han tyckte hon var ganska pigg.

Det skulle vara lättare för mig att hjälpa mamma om jag hade tillgång till hennes journal så att jag kunde bevaka prover, läsa journalanteckningar och se kallelser m.m. Mina bröder förstod och höll med mig. Min bror Thomas hade en gammal telefon som jag fick så att jag kunde gå till ett telebolag och ordna det billigaste abonnemanget de hade samt registrera det i mammas namn. Sedan lämnade jag telefonen hos mamma med instruktioner om att hon inte skulle röra den utan ta med den till banken på måndag när hon skulle dit med min bror Peter.

Mamma tittade misstänksamt på mobiltelefonen och sa att den kan inte jag använda. – Det behöver du inte heller, sa jag, jag ska använda den åt dig. Att förklara vad BankID är för något är ingen idé mamma är totalt okunnig och ointresserad av allt sådant.

Peter hämtar mamma och tar med henne till banken där de fixar bank-id på telefonen som jag köpte ett abonnemang till i lördags.

Dr Hansson ringer tillbaka till mig på min mobil när jag är på jobbet. Bilirubin har stigit kraftigt och de planerar en ERCP nu på fredag. De kommer att ringa mig med mer information.

Jag åker till mamma efter jobbet, informerar henne, och hämtar telefonen som nu har ett bank-id. Jag testar när jag kommer hem och det fungerar. Nu kan jag läsa hennes journal och se hennes provsvar. Ser nu att även de andra leverproverna är kraftigt förhöjda då jag jämför prover tagna den 5 januari med de som togs tio dagar senare den 14:e.

Hemtjänsten kom till mamma på morgonen, en ung kille som inte visste riktigt vad han skulle göra. Han sa att han kom tillbaka till lunch men mamma sa till honom att han inte behövde komma tillbaka. Det räcker på morgonen än så länge. Och det är det som är avtalat.

Inom hemtjänsten är vårdbiträden mycket vanligt, många gånger är det personer med ingen eller mycket liten vårderfarenhet som jobbar inom hemtjänsten. Med tanke på att de som behöver hjälp i hemmet blir sjukare och sjukare så är det naturligtvis ett problem att de som vårdar i hemmet inte vet och förstår patientens diagnos. Hemtjänstpersonalens chef är inte synlig eller aktiv i arbetet enligt dom jag har pratat med. Det är också vanligt med språkproblem där personalen inte pratar tillräckligt bra svenska och att de inte förstår vårdtagaren. Idag har också hemtjänstpersonalen ett fullspäckat schema, ofta är det någon konsult som räknat ut hur lång tid varje besök tar (vilket ofta inte har någon verklighetsförankring överhuvudtaget) och en personal kan ha 25-30 vårdtagare att gå/cykla/köra till under en dag, vissa ska de besöka flera gånger.

Ingen av dem jag intervjuat blev erbjuden någon som helst utbildning under tiden de arbetade inom hemtjänsten, vissa hade arbetat upp till 10 år. Detta trots att det delegeras mer och mer medicinska uppgifter till hemtjänsten.

En berättade att de fått delegering på att ta ett blodsocker på en vårdtagare med diabetes innan de gav insulinet, men de visste inte att de inte skulle ge insulin om blodsockret var lågt och vårdtagaren inte ville ha mat. Det var ren tur att en annan personal som var undersköterska grep in. För lågt blodsocker är ett livshotande tillstånd.

En annan berättade att de upptäckte att en vårdtagare fått alla dagens dosdisp-påsar (färdiga medicinpåsar från apoteket som ska ges på de tider som står på påsen) på morgonen, det visade sig att ett av vårdbiträdena brukade göra så, så slapp hen gå tillbaka till vårdtagaren på eftermiddagen.

Det fanns många liknande historier.

Tisdag 18 januari

Jag ringer vårdcentralen för att beställa en duschstol hos arbetsterapeuten, och måste först lyssna på en minuts information om covidtest m.m., sedan får jag knappa in mammas personnummer och mitt telefonnummer. De säger de att de ringer upp inom två dagar och att man även kan prata in ärendet på telefonsvararen.

Efter en halvtimme ringer arbetsterapeuten, hon har träffat mamma tidigare när mamma ville ha en permobil då hon slutat köra bil, vilket hon fick utan några problem (mamma använde den knappt fem gånger, det var för kallt att sitta på den, det var bättre att gå sa hon). Arbetsterapeuten lovade komma med en duschstol nu på torsdag. Jag sa att hon inte behövde ringa till mamma och boka tid, det är bara att komma. Jag passade också på att fråga henne om vi även kunde få näringsdrycker och hon hänvisade då till dietisten på sjukhuset, och menade på att det kan nog gå via palliativa teamet.

Enligt statistiska centralbyråns Standard för svensk yrkesklassificering (SSYK) beskrivs en Arbetsterapeut på följande sätt:
Förebygger, förbättrar och kompenserar nedsatt aktivitetsförmåga. Tränar fysiska och psykiska förmågor samt förändrar arbetsmetoder. Föreskriver och anpassar hjälpmedel, t.ex. IT-baserade hjälpprogram, specialdesignade redskap m.m. Medverkar i frågor om tillgänglighet i den fysiska miljön, t.ex. anpassning av bostad, arbetsplats och skola. Medellönen är ca 34.000 kr/månad på heltid efter en treårig högskoleutbildning.

När jag sedan pratar med mamma berättar hon att hemtjänsten kom 07.30 och väckte henne och hon sa till dem att gå. De kom tillbaka vid 9, bäddade sängen och gick sedan. Men du skulle ju duscha i dag sa jag. – Jaha, sa mamma, det hade de nog glömt.

Palliativa konsultteamet (PKT) ringde till mig, en trevlig sjuksköterska som hette Maria Svensson, vi upptäckte att vi jobbat ihop för 25 år sedan. Hon förklarade vad de kunde göra beträffande råd, stöd, medicinering i hemmet m.m. Det kändes bra. Det palliativa teamet förmedlar också kontakt med hemsjukvården där en kommunsjuksköterska blir ansvarig för mamma och sköter det dagliga. Kommunens sjuksköterska jobbar dessutom dygnet runt, PKT jobbar bara kontorstid. Maria lovade återkomma med något mot klådan, då det mamma fått utskrivet inte fungerar. Hon visste inte heller att Tavegyl slutat tillverkas. Maria kunde också hjälpa till med recept på näringsdryck, det kommer från hjälpmedelscentralen. Tack och lov fick jag också ett direktnummer till henne, vilket jag verkligen uppskattade!

Mamma har försökt ringa två gånger medan jag pratar med Maria från PKT, så jag ringer upp henne och någon, hon vet inte vem, har ringt och sagt att hon ska lämna prover i morgon onsdag kl. 10.30 på Vårdcentralen. Ok, säger jag, det funkar för jag börjar inte jobba förrän kl. 14.00

PKT var den enda vårdkontakten som jag hade ett direktnummer till, förutom till avdelningar där mamma var. Men att kunna ringa och prata och få svar direkt av en kompetent, trevlig och förstående sjuksköterska betydde allt för mig. Flera gånger grät jag när jag pratade med dem. Utan PKT hade hela det här förloppet blivit fullständigt olidligt. Nu var jag ju själv mer dotter än sjuksköterska i allt detta.

Hämtar en svag och ledsen mamma som knappt kan gå till bilen.

Hemtjänsten hade kommit kl. 9, en, som mamma tyckte, otrevlig kvinna som snäste av henne för att mamma uttalade hennes namn fel. Kvinnan från Hemtjänsten ifrågasatte vad hon skulle göra, och undrade om mamma ätit och tagit sina mediciner, på ett vad mamma uppfattade otrevligt sätt.

Åker till vårdcentralen, det går snabbt att ta prover, denna gång har vi en bokad tid, de tar även bastest, bastestet är det provet blodcentralen använder för att ta fram blod om patienten behöver det, vilket de kommer på i sista minuten. En undersköterska tar proverna, men enligt lagen får de inte ta blodgruppering och bastest, det får bara legitimerad personal göra, d.v.s. en sjuksköterska eller läkare. Det är ingen sjuksköterska närvarande. Jag noterar också att den som tar proverna inte spritar händerna före, inte tar på sig handskar samt har en klocka på sig. Basala hygienföreskrifter har de tydligen svårt med. Jag säger inget, man får välja sina strider.

Åker hem med mamma igen och ser till att hon får lunch. Klådan är nu hennes värsta problem.

När jag kommer hem ringer Maria från PKT och frågar om jag tror och tycker att läkemedlet Atarax till natten kan vara värt att prova mot klådan? Det är ett lugnande och ångestdämpande läkemedel som också har en antihistamineffekt som dämpar klåda. – Absolut, säger jag, och de meddelar att det kommer att komma in ett recept under eftermiddagen. Det känns bra. Hämtar ut läkemedlet ett par timmar senare och lämnar det hos mamma, säger till henne att ta en när hon ska lägga sig men vet inte om hon gör det.

Jag har redan sett på 1177 att mamma ska till skopimottagningen kl. 9.00 på fredag men jag undrar vad hon ska ha med sig, och tar för givet att hon ska fasta. Mamma kommer inte ihåg om de sa något om det när de ringde till henne igen, inte mig, om det. Ringer sjukhusväxeln och ber att bli kopplad till skopimottagningen tvingas än en gång lyssna till den evighetslånga covidinformationen m.m., knappar in mammas personnummer och mitt telefonnummer och får besked att de kommer att ringa upp 08.35 i morgon. Tur jag är ledig i morgon och på fredag!

På kvällen ringer jag och kollar av mamma, hon har fått brev från sjukhuset angående fredagens ERCP där man hoppas kunna lägger in en stent i gallgången för att hålla den öppen. Hon har läst brevet, men förstår inget av det. Hade hon inte varit sjuk så hade hon inte haft några problem med att ta till sig informationen men nu var hon svag, trött och ledsen över hela situationen.
Jag lovar att komma i morgon förmiddag och fixa det.

En stressad sjuksköterska ringer kl. 08.35 från skopimottagningen och blir förvånad över att det inte är mamma hon pratar med. Jag får förklara ännu en gång att mamma hör dåligt och har svårt att ta till sig information när hon mår så dåligt. Jag säger också att vi nu fått ett brev om morgondagens undersökning. Sjuksköterskan meddelar att p.g.a. covid kommer mamma först att få åka upp till avd. 83 där hon görs klar och informeras. Efter ERCP, där hon får lite att sova på när de gör den, kommer hon till uppvaksavdelningen och ska sedan åka hem därifrån. Jag informerar också sjuksköterskan om att risken kommer att vara stor att mamma inte kan åka hem eftersom hon blir yr av medicinerna samt att hon har svårt för att ta till sig information. Hon lovar att lägga en lapp till doktorn om att det inte är någon idé att informera mamma om något långsiktigt, utan att de ska ringa till mig.

Tänker ännu en gång att det är tur att jag är ledig i morgon!

Kl. 08.50 ringer en sjuksköterska, Astrid, från mammas vårdcentral (som regionen ansvarar för). Hon har fått information från PKT om att mamma ska skrivas in i hemsjukvården (som kommunen ansvarar för).

Men för att bli inskriven i hemsjukvården måste mamma ha en vårdplanering. Vårdplaneringen bokas in till måndag kl. 11.00 då jag också kan. Då kommer nämligen en sjuksköterska från kommunen hem till mamma för att göra vårdplaneringen. Det är lite bråttom eftersom kommunsjuksköterskan ska vara med när PKT kommer på tisdag och en vårdplanering måste vara gjord innan dess. Det visar än en gång att personalen på vårdcentralerna gör en massa administrativa jobb och är mellanhänder.

Så sjukhuset, i detta fall PKT, måste ringa regionens vård-central som är patientansvariga och därför ska samordna kontakten/mötet och inskrivningen i hemsjukvården mel-lan mamma och kommunsjuksköterskan. Sjuksköterskan från vårdcentralen har nu gjort sitt i det hela – men de är fortfarande patientansvariga, eftersom mamma är hemma. Byråkratin är svindlande!

Inom sjukvården i hemmet jobbar kommunsjuksköterskan som har minst tre års högskoleutbildning och är legitimerad sjuksköterska, många gånger med en vidareutbildning på 1,5 år till distriktssjuksköterska (Distr. SSK). Kommun-sjuksköterskan har det medicinska ansvaret för vårdtagare i hemmet, d.v.s. har hand om medicinering efter ordination från vårdtagarens läkare vilket kan vara distriktsläkaren från den vårdcentral vårdtagaren tillhör, men det kan också vara ordinationer från de läkare på sjukhuset som vårdtagaren varit hos. Kommunsjuksköterskan delar dosett eller ser till att det kommer färdigdelat från apoteket i så kallad dosdisp. Kommunsjuksköterskan är också ansvarig för injektioner som t ex insulin (vid diabetes), eventuella blodförtunnande sprutor som vårdtagaren har, omläggning av sår m.m. Då det är praktiskt omöjligt för kommunsjuk-sköterskan att besöka alla vårdtagare en eller flera gånger per dag för att ge sprutor, ge medicin till vårdtagaren, lägga

*om sår m.m. delegeras detta allt oftare till hemtjänstperso-
nalen. Som inte har tid eller kunskap om vad de gör se ovan
ang. hemtjänsten. Medellönen för en distriktsjuksköterska
som har 4,5 års högskoleutbildning är 42.000 kr. Källa:
SCB 2022.*

Kollar provsvaren från i onsdags på 1177, bilirubin har
gått upp till 181 vilket är högt, mamma är också väldigt
gul och har mycket klåda. Pancreas-amylas är väldigt
lågt, den fungerar väl inte alls. Övriga leverprover har
gått ner något, undrar om det är Creonkapslarna med
pankreaspulver som gjort det? Något b-glucos är inte
taget. I min värld är det konstigt då pancreas tillverkar
insulinet som behövs för att hålla blodsockret normalt
och nu fungerar inte pancreas fullt ut. Det kommer att
ta tid innan någon tar ett blodsocker och jag måste tjata
om det flera gånger.

Dagens hemtjänst fungerade bra, hon var trevlig och
snäll, och tog initiativ och hjälpte mamma att duscha
(trots att det var torsdag och planerat till tisdagar och
fredagar). Ingen har hittills vetat vilka dagar mamma ska
duscha. Jag ringer hemtjänsten och meddelar att mamma
inte kommer att vara hemma i morgon förmiddag och
att de inte behöver komma. Sara som jag pratar med på
hemtjänsten frågar vad mamma ska göra och jag förkla-
rar vad en ERCP är, oj säger hon. Jag säger också att hör
de inget, så är mamma hemma igen på eftermiddagen
så att de kan komma på lördagen.

På sjukhuset.

Fredag 21 januari

Jag hämtar mamma kl. 7 och kör henne till sjukhuset, sätter henne i en rullstol som jag hämtar från entrén där det står flera rullstolar som är till för patienter som inte kan eller orkar gå, och kör upp till avdelningen där hon ska förberedas inför ERCP. Först tar de en snabb covidtest på henne – negativt tack och lov, vågar inte ens tänka på vad som hade hänt om det varit positivt! Troligen hade vi fått åka hem igen. Sjuksköterskan Maria från PKT kommer och säger hej medan vi väntar. Trevligt och kompetent bemötande, det känns bra.

Avdelningspersonalen stressar runt, men kommer efter en stund och tar hand om mamma.

Jag åker hem till mammas lägenhet och vädrar, byter sängkläder och kör de använda i tvättmaskinen. Vädrar täcke och kudde. Det märks att mamma har svårt att hinna upp på toaletten på natten trots att hon har en toalettstol bredvid sängen.

När jag kommit hem till mig gör jag en lista på sådant som hon behöver: näringsdryck, blöjor, underlägg till sängen och eventuellt en ny säng med dävert. Nu kan jag bara vänta på att de hör av sig från sjukhuset att ERCPn är klar och att jag kan hämta mamma och köra hem henne.

Vad jag inte anar då är att mamma aldrig mer kommer att komma hem till sin lägenhet igen.

Sent på förmiddagen ringer överläkaren på kirurgen Stefan Larsson, ERCP gick inte att genomföra, de kom inte förbi hindret. Nu läggs mamma in på avdelning 58, och så vill de höra med henne om hon vill göra en PTC istället (Percutan Transhepatisk Cholangiografi, då går man in i gallgången utifrån med hjälp av röntgen/ultraljud och försöker lägga en stent i gallgången) på måndag eller tisdag. De vill fråga henne när hon vaknar och jag ber dem ringa mig så jag kan vara med när de pratar med henne, jag tror inte hon förstår annars.

Dr Niklas Andersson ringer vid 13.30 och frågar om jag vill vara med via högtalartelefon, men jag säger att jag kan vara där på tio minuter så han väntar tills jag kommer. Mamma ligger och sover när jag kommer, hon har ett enkelrum på kirurgavdelning 58. Hon vaknar till när jag börjar prata med henne. Dr Andersson och jag informerar henne och hon blir irriterad över att ERCP inte gick att genomföra. På frågan om hon vill att de ska göra en PTC säger hon också: gör vad ni vill bara klådan försvinner! För att klådan ska försvinna krävs att gallgångarna öppnas upp. När jag förklarar det för henne så vill hon absolut att de gör ett försök med en PTC.

Så hon blir kvar över helgen vilket verkade självklart, hon var fortfarande trött efter medicinerna hon fick inför ERCPn och det fanns nog en viss blödningsrisk i och med att man vid undersökningen, försöket till att sätta in en stent, varit runt tumören, samt naturligtvis att det planeras in en PTC i början på nästa vecka.

Passade på att prata med läkaren utan att mamma uppfattade det.

Först informerade jag honom om mammas medicinlista: att även om hon hade ett recept på statiner så tar hon inte dem eftersom hon inte tål dem utan blir yr. Jag sa också att diagnosen claudication – den s.k. fönstertittarsjukan – troligtvis var fel då hon inte har ont i benen när hon går utan när hon står stilla.

Jag sa även till doktorn att det är 0 HLR (hjärt- lungräddning) och 0 IVA (vård på intensivvårdsavdelning) som gäller. Han såg förvånat på mig men kände nog igen mig sedan eller förstod att jag jobbade inom sjukvården. Han tyckte det var rimligt och kommenterade det inte ytterligare.

Detta var inget jag pratat med mamma om nu, men vi har tidigare pratat om att blir det aktuellt med intensivvård ska man klara av den också och ha en framtid efter IVA-vårdtiden.

Mamma var t ex helt inne på att min pappa, som hade Alzheimers och gick bort för sju år sedan, inte skulle ha intensivvård när han fick den lunginflammation som sedan tog hans liv.

Jag informerade mina bröder om vad 0 HLR och 0 IVA betydde och de var helt med på det med tanke på diagnosen och mammas snabbt nedsatta kondition.

Som sjuksköterska på IVA i över 20 år har jag sett alldeles för många patienter som hamnat där och sedan gått bort under respiratorvård, patienter som man ville ge en chans till. Ibland är det anhöriga som insisterar och inte vill inse att deras anhörig kommer att gå bort, men ofta är det osäkra unga läkare som inte vågar säga att: Det är bättre att er anhörig är här på avdelningen i lugn och ro, omgiven av sin familj när slutet närmar sig. Nej, de tror att alla överlever IVA-vården om de bara får lite hjälp med andningen eller blodtrycket – men så är det tyvärr inte. Man ska vara ganska stark och både vilja och kunna kämpa för att klara sig efter IVA-vården som är jobbig med mycket slangar och sladdar för dropp, provtagning, kontroller av vitala parametrar så som puls, blodtryck, andning m.m. samt en aldrig helt tyst miljö.

Ca 15 % av de patienter som blev inlagda på IVA i Sverige 2022 avled inom en månad efter inskrivningsdatumet, om de överhuvudtaget överlevde intensivvården vilket ca 8 % inte gjorde. Dvs; ca 8 % av de som blev inlagda på IVA i Sverige 2022 avled på IVA. (Källa SIR, Svenska Intensivvårdsregistret.)

Detta ville jag absolut inte utsätta min mamma för!

Jag pratade med den sjuksköterska som hade hand om mamma på kirurgavdelningen och informerade om hemtjänsten, den tänkta vårdplaneringen i nästa vecka samt min önskan att de skulle ta ett blodsocker. Jag berättade också att mamma förstår svenska till 100 % även om hon pratar danska. Jag hade också tagit dit mammas rullator och informerade också om att hon inte tålde statinerna som står på hennes medicinlista så dom ska de inte ge henne men att jag redan informerat läkaren om detta. Hon nickade och såg ut att anteckna lite. Hon hade inga direkta frågor mer än om necessär och kläder.

På sjukhuset finns det idag undersköterskor och sjuksköterskor på avdelningarna. För att bli undersköterska läser man omvårdnadsprogrammet på gymnasiet, de har en medellön på 29.500 kr/månad. En undersköterska som läser till sjuksköterska läser tre år på högskolan och går NER i lön om de börjar jobba på ett sjukhus! Där är ingångslönen för sjuksköterskor efter tre års högskolestudier ca 26.000 kr! En av orsakerna till att det är brist på sjuksköterskor.

Senare kommer det att visa sig att mamma ändå fick statinerna, som hon blev yr av, och hon kommer att ramla tre gånger på avdelningen och vara där i två veckor. Mycket p.g.a. att, som jag upplevde det, ingen brydde sig. Och inget av vad jag informerat om gick vidare eller hade någon verkan.

Jag pratar lite med mamma som är extremt trött och lite uppgiven. Jag lovar att ringa hennes syster Karen och väninnan Ritta, båda i Danmark. Jag kommer också att meddela mina bröder Peter och Thomas.

Åker till mammas lägenhet igen och hänger upp tvätten, slänger sopor och kollar kylskåpet. Ringer samtalen till Danmark, de blir så klart ledsna, och det blir ett halvtimmeslångt samtal med Karen. Mailar Peter och Thomas. Ringer hemtjänsten och avbokar den tills vidare, och påtalar att det är beställt mat från 27 januari men den kan de nog också avboka tills vidare. Senare skickar jag sms till mammas brorson i Danmark samt Messenger till två kusiner på min pappas sida att mamma är sjuk.

Jag jobbar den här helgen så jag befinner mig bara ett par våningar från där mamma är inlagd. Hon tycker det är långtråkigt och det kliar överallt. Tålamod har aldrig varit hennes starka sida och jag går över med tidningar och vindruvor till henne.

På lördagen var maten god och hon åt allt, på söndagen var den dålig och hon åt inget. Hon verkar lite förvirrad på söndagen, pratar om att komma hem till huset i Ängsholmen – som hon flyttade ifrån för 6 år sedan.

Thomas hade varit där och mamma erkänner att hon var nära att börja gråta när hon såg honom. – Men vad hjälper det, säger hon sedan. Och det är verkligen mamma i ett nötskal, hon har alltid haft en osentimental och realistisk inställning till tillvaron. Även Peter hade sagt att han skulle hälsa på henne på lördagen. Sedan pratar jag med Thomas som lovar åka förbi mammas lägenhet och slänga julblommorna som vissnat och sätta ner juldekorationerna i källaren. Vi ska höras, eventuellt kommer jag också att åka dit, men det är otroligt skönt att han tar hand om allt det praktiska, han är snabb och effektiv.

Sjuksköterskan Maria från palliativa teamet, PKT, ringer och berättar att PTCn där de sätter in ett drän i gallgången utifrån med hjälp av ultraljud inte blir förrän i morgon, tisdag, mamma har varit på ett ultraljud i dag.

Anledningen till att PTCn inte blir i dag är att ingen som jobbar på röntgen i dag har kunskapen att göra det.

En sjuksköterska från avdelningen ringer och frågar om hemtjänst m.m. eftersom en vårdplanering ska göras. Jag informerar *IGEN* om hur mamma har det hemma, att hemtjänsten började för en vecka sedan och att vårdplanering med hemsjukvården var tänkt till i dag.

Besöker mamma, hon är trött och uppgiven. Får sedan veta av en undersköterska att mamma hade varit väldigt arg över att PTC inte blev av idag – riktigt, riktigt arg, så de nästan hade blivit rädda. Men undersköterskan, som jobbade med mamma på Bergtorps sjukhem för 30 år sedan, lyckades lugna henne, hjälpte henne att duscha av sig ilskan och sedan blev det bra. Undersköterskan berättade också att hon lärt sig förstå mamma på den hårda vägen för mamma sa till de hon jobbade med och som inte förstod henne att »de som har något mellan öronen förstår danska«.

Mamma sa inget till mig om det… och jag sa inte heller till henne att jag visste att hon varit arg, men jag är inte förvånad över hennes reaktion, hon har verkligen inget tålamod! Något jag tvingats inse att även jag har ärvt – »Här och nu men helst för fem minuter sen« är vårt motto. I vanliga fall lyckas vi båda behärska vår otålighet men nu när mamma är sjuk verkar hennes självbehärskning ha nötts ner en aning…

Gick in via 1177 och läste om ERCP-försöket och tittade på provsvaren. HB hade gått ner till 102, i och med att mamma har en tumör i bukspottkörteln som också står för insulinproduktionen finns det en risk att man får diabetes om man har en tumör där, därför är det bra att ta ett blodsockerprov för att kolla detta. Jag har sedan i fredags bett de sjuksköterskor som jobbat att ta blodsocker, men varje gång jag varit där är det ingen som gjort det eller vetat om att jag bett om det. Jag tycker väl att det här borde vara ett självklart prov att ta under omständigheterna, men icke!

Men undrens tid är inte förbi. Idag när jag frågade om blodsockret igen var det en sjuksköterska som sa att ja, det tog jag igår det var ok. Tack för det.

Tisdag 25 januari

Thomas kommer hem till mig och äter lunch, det har aldrig hänt sedan vi fick våra respektive barn (som nu är vuxna!) vi brukade däremot äta lunch hos mamma ibland. Det var väldigt trevligt och vi var också helt överens om hur vi vill ha det för mamma. Lugnt, fint och tryggt.

Ringer avdelning 58 vid 13-tiden för att kolla att mamma har kommit till PTC och det har hon vilket var skönt att höra.

Åker ner på stan och köper två stora påsar Twist till personalen, åker till mammas lägenhet, vattnar blommorna och hämtar tidningen. Går sedan upp till sjukhuset där jag möter Thomas. Klockan är 16.00 men mamma har inte kommit tillbaka. Jag är lite fräck och utnyttjar mina kontakter, ringer uppvaksavdelningen och pratar med min kollega. Mamma har precis kommit dit, det tog lite tid och hon har fått narkosmedel och smärtstillande så hon är rejält trött. Kollegan berättar att de lyckades sätta dit en stent i gallgången och att mamma också har ett dränage ut som en extra stent om den som ligger i gallgången inte skulle fungera. Tack, det känns bra.

Thomas åker hem, och jag tar en promenad och pratar i telefon med hans dotter Alexandra, som bor i Stenviksholm tjugo mil härifrån, och berättar för henne hur läget är. Hon hade inte förstått att hennes farmor var så dålig förrän hennes bror Anton som besökte sin farmor i går berättade det för henne.

Kl 17.30 är mamma ännu inte tillbaka på avdelningen. Jag pratar med Johan, en sjuksköterska på avdelningen som jag känner sedan många år, och säger att jag inte kommer i dag utan att han får höra av sig om det är något. Jag kommer i morgon. Johan är den enda sjuksköterska på avdelningen som har erfarenhet, han har jobbat där i många år, alla andra är så nya och oerfarna, vilket märks i kontakten med mig. Jag jobbade på avdelningen för 25 år sedan men det säger jag inte. Det finns ju trots allt gränser för hur beskäftig man vill framstå som… t o m för mig.

Onsdag 26 januari

Kommer upp till mamma vid 11-tiden, hon är trött och uppgiven. Det har kommit blod från tarmen och man vet inte varför. Nytt HB tas, som är ok. Får veta att PTC lyckades, nu har hon en stent i gallgången och ett externt dränage för säkerhets skull, det kan tas bort när man ser att stenten fungerar.

Vi pratar om eventuella blodtransfusioner. Först säger mamma att; nej, det vill hon inte ha, nu får det vara slut, det är ett helvete det här och nu vill jag inte mer, säger hon. När jag förklarar att nu när hon har en stent kan det bli bättre och hon kan få några bra månader hemma utan klåda, blir hon lite mer övertygad och säger att ja, jag tar väl blod då. Än är det inte aktuellt så vi avvaktar.

Thomas är där på kvällen och då upplever han henne som piggare, och det har slutat blöda.

Torsdag 27 januari

Bilirubin har gått ner lite grand, HB är nästan samma som före PTC.

Ringer biståndshandläggaren Elsa för att höra om möjligheten för mamma att komma till Västrabo, ett tillfälligt boende, några dagar innan hon skickas hem. Elsa lovar att kolla och återkomma.

Thomas ringer och meddelar att Margareta, hans fru, har covid, så nu blir det karantän för hela hans familj i en vecka.

Elsa ringer tillbaka, det kommer att tas upp på vårdkonferensen om mamma kan få komma till Västrabo. Om hon beviljas det så stannar hon på sjukhuset tills det finns plats.

Jag kommer till avdelningen vid 13.30, mamma sover djupt. Pratar med sjuksköterskan, de väntar på tid för vårdkonferensen. Det externa dränet är kvar på mamma så länge hon är på sjukhuset, sedan kommer det att tas bort.

Jag går upp igen vid 15.30, får reda på att vårdkonferensen är nu på måndag kl. 10.00. Som tur är börjar jag då inte jobba förrän kl. 14.00.

Jag går in och pratar med mamma, hon är trött och uppgiven och frågar efter Peter och vill att han ska komma så hon kan säga adjö. Så dålig är du inte ännu, säger jag, jo men snart, säger hon. Nu vill hon inte längre hem, hon känner att hon inte klarar att bo själv. – Då måste du säga det på vårdkonferensen, säger jag.

Jag berättar att Margareta har covid och att Thomas då inte kan komma, men säger att äldsta dottern Alexandra (som inte bor hemma) vill besöka henne. Först säger mamma, nej, hon ska inte se mig såhär. Men när vi pratat om det en stund så säger hon ja, och ser nästan lite glad ut. Jag säger inte att Alexandra ska berätta att hon ska ha sitt andra barn i augusti, vilket kommer att glädja mamma även om det kan vara så att hon inte hinner få uppleva det.

Jag går ner och jobbar. Idag är jag resurs, så jag har ingen patient utan hjälper till där det behövs, ett bra upplägg då nya kollegor har möjlighet att fråga och få hjälp och på det sättet bli erfarna och trygga i sin roll.

Mina kollegor är omtänksamma och frågar hur det är med min mamma, och då är det som om något brister i mig och jag blir ledsen och börjar gråta, jag kan bara inte hålla mig. Koordinatorn, som leder och planerar arbetet det här passet säger att det är ok att jag går hem. Jag sjukskriver mig och går hem vid 18-tiden.

Går förbi min son Patrik på hemvägen och pratar en stund med honom, sedan känns det lite bättre. Är helt slut men sover dåligt.

Fredag 28 januari

Sjukskriven. Är helt slut fysiskt och psykiskt. Inser att jag måste ta hand om mig själv om jag ska orka. Nackdelen med att ha insikt och kunskap i sjukvården är att jag vet vad som väntar, jag ser nästan hela sjukvårdsförloppet framför mig, och det kommer att visa sig att jag i stort sett har rätt.

Men vad jag inte väntat mig är att stöta på en sådan byråkrati och sådana svårigheter med kommunikation som det kommer att bli.

Åker till Ängsholmen, där jag är uppvuxen, och promenerar på stranden. Besöker pappas grav på kyrkogården och ringer Thomas därifrån. Jag är så ledsen att jag har svårt att prata. Han har ont i halsen och har testat negativt för covid, men är ju ändå isolerad hemma.

Kör hem och äter och åker sedan till mammas lägenhet för att hämta post och tidning och går upp till sjukhuset. Mamma har flyttats till en sal med tre bäddar där hon ligger i mitten, det är skärmar på båda sidorna. På ena sidan en 90-årig man med stomi och problem med att kissa, jag hör hur han försöker när jag är där. På andra sidan ligger en kvinna som inte kan svenska, förutom att säga vatten. Hon hojtar och skriker när hon inte har besök. Mamma säger att hon brukar gå upp och hämta vatten till henne. – Men om hon nu inte får dricka vatten, säger jag, hon fastar kanske, eller personalen kanske vill veta hur mycket hon dricker. – Då kan de ju komma när hon ropar, säger mamma, men det gör de inte.

Är det värdig vård i dagens samhälle att blanda män och kvinnor på en trebäddssal? Även en yngre kvinna eller man som blir inlagd hamnar bland andra patienter, män och kvinnor med olika diagnoser som blandas på salarna. Kan/ vågar en kvinna sova på natten med en okänd man i sängen bredvid, även om det är en skärm emellan??

Mamma klagar inte, jag tycker hon ser bättre ut men hon känner sig inte bättre säger hon, hon sover mest. Tror att kortison vore bra, så att hon blir lite piggare.

Vi pratar om vad vi ska säga på vårdkonferensen på måndag. Först hävdar mamma att hon nog klarar sig själv hemma, men jag säger att hon inte får säga det för då blir hon hemskickad direkt. I nästa mening säger hon att hon inte kan vara ensam, att allt springande på toaletten tar på krafterna. Hon börjar också känna sig yr och har svårt att gå även om hon har rullatorn till hjälp. Mamma behöver veta att hon kan få hjälp inom rimlig tid, inte larma på hemtjänsten eftersom det kan ta lång tid innan de kommer.

Jag tror avlastningsplats på Västrabo några veckor skulle vara bra, och så får vi se om hon ska ha något annat boende efter det eller flytta hem igen.

Det kommer att bli hård belastning på mig om hon flyttar hem nu. För att inte tala om den ständiga oron jag kommer att känna.

Jag frågade en sjuksköterska om det externa dränet som är stängt, om man provat att öppna det eller spola det, men det visste hon inte. Det verkade knappt som hon visste om att det fanns ett drän.

Lördag 29 januari

Jag sov 10 timmar i natt men känner mig ändå inte utvilad.

Sms:ar med Alexandra, det ska bli jättedåligt väder, storm och regn. Tycker inte hon ska riskera något och ge sig ut i detta väder eftersom hon kör bil från Stenviksholm som ligger tjugo mil härifrån. Vi kommer fram till att hon eventuellt kommer på tisdag eftermiddag, då är jag också ledig så vi kanske också hinner ses.

Är just nu otroligt tacksam att jag bara jobbar fyra dagar i veckan!

Loggar in på 1177 och läser läkarens och sjuksköterskans daganteckningar från kirurgavdelningen, inget nytt. Prover ska tas på måndag och om bilirubinet gått ner ska det externa dränet tas bort.

Söndag 30 januari

Besöker mamma på förmiddagen, hon hade ramlat kvällen innan och slagit i pannan, men det syns inget. Hon är trött och uppgiven och lite yr.
Min son Patrik åker dit på eftermiddagen.

Måndag 31 januari

Kommer till avdelningen vid 09.45 för vårdkonferensen men mamma är inte där. Hittar Johan, sjuksköterska, som berättar att hon är på röntgen för att hon har ramlat och slagit i handen/armen. – Det är en gammal skada, säger jag, den armen har varit lite felställd sedan en fraktur för 20 år sedan.

Jag trodde han syftade på fallet i lördags kväll, men när mamma kom tillbaka såg jag att vänsterarmen var röd och blå samt att hon hade ont i den. Det visade sig då att hon ramlat igen söndag kväll. Bra att den blev röntgad!

När jag frågar varför de inte tagit prover på morgonen säger Johan att de proverna tar vi inför vårdkonferensen. – Ja, men det är ju nu, säger jag. – Nej, säger han, det är kl. 10 i morgon tisdag.

Så de har gett mig fel tid och fel dag, suck! Han ber om ursäkt för det.

Väntar en stund på svar från röntgen men det dröjer.

Mamma är förtvivlad för att hon måste på toaletten så ofta, och att det måste gå snabbt annars rinner det nerför benen på henne. Vi diskuterar olika blöjor och pratar med en undersköterska om vad det finns för alternativ. Frågar Johan om Immodium som stoppande mot diarréerna. Han ska ta upp det med läkaren som nu är på operation. Ber att läkaren ringer upp mig, jag vill att de öppnar dränet som snart suttit där en vecka utan att någon har rört det, för att spola det och se om det kommer något i dränet innan de tar bort det, samt att mamma ska få Immodium och kortison. Sedan går jag hem eftersom jag ska börja jobba kl. 14.

Senare får jag reda på att mamma har en spricka i ett ben i armen men att det räcker att ha det lindat. Men hon har väldigt ont i armen och får nu starkare smärtlindring.

Beträffande dränet så är det ingen läkare som ringer upp mig och det kommer sedan att visa sig att jag till slut måste förklara för en ny oerfaren sjuksköterska hur hon ska spola dränet. Dränet kommer också att vara orsaken till en förlängd vårdtid på avdelningen eftersom ingen brytt sig om att kontrollera hur det ska dras, trots att jag vid upprepade tillfällen frågat om det.

Tisdag 1 februari

Vårdkonferens kl. 10.00. Mamma är trött och jag får väcka henne för att säga att hon ska vara med.

Har redan sett att bilirubin har gått ner till 116, så det är ju åt rätt håll.

Sjuksköterskan säger att det externa dränet ska tas bort på röntgen, nu har de äntligen kollat upp det. Jag frågar om man öppnat det men det har man nog inte, hon vet inget om det.

Jag har påpekat det till alla sjuksköterskor jag pratat med, och samtliga har lovat att de ska ta upp det med läkaren, men ingen har gjort det och ingen verkar ha fått någon information om det. Läkaren är på sitt rum på avdelningen, sjuksköterskan knackar på och jag står i dörren och pratar med honom. Jag ber att man ska prova att öppna dränet innan det tas bort. Ja det kan vi väl göra, säger han lite oengagerat. Sjuksköterskan hör vår konversation och vi bestämmer att vi gör det efter vårdkonferensen. Jag frågar också om mediciner och ber om kortison till mamma för att minska klådan och för att göra henne piggare. Han lovar sätta in det. Hon kommer också att få Selexid mot den urinvägsinfektion det visar sig att hon fått. Kan det ha varit anledningen till att hon var yr och ramlade? Kanske, men också som jag får reda på den dag hon skrivs ut, att hon har fått de statiner som jag dag 1 på avdelningen sa att hon inte tålde! Jag informerade både en läkare och en sjuksköterska men ingen har tagit notis om det utan bara aktiverat samtliga recept på hennes medicinlista. *Detta kan vara en starkt bidragande orsak till den förlängda vårdtiden och det ökade lidandet för min mamma.*

Vårdkonferensen hålls i ett litet rum på avdelningen, mamma sitter i en rullstol, hon är trött och har ont i armen trots smärtstillande som hon har fått.

På vårdkonferensen deltar en mötesstödjare, Emma, hennes roll är att komma med en laptop och koppla upp oss på Teams. Följande deltar i mötet via Teams: Elisabeth, sjuksköterska och chef på regionens vårdcentral, den mamma tillhör och där dr Stenson arbetar, Anna, sjuksköterska inom kommunen, Maja, sjukgymnast inom kommunen, Ella, biståndshandläggare inom kommunen. Linda, sjuksköterska på den avdelning mamma är inlagd på och som har hand om mamma i dag är också i rummet. Linda gör en sammanfattning av sjukdomsläget och hur det varit på avdelning 58. Linda gör det jättebra och jag har inget att tillägga, sedan lämnar hon mötet. Linda har fler patienter att ta hand om och är stressad, vilket jag förstår.

Då tar biståndshandläggaren Ella över och frågar mamma vad hon vill, och hur hon känner sig. Ella berättar också om möjligheten att få hjälp hemma varannan timme. Mamma orkar knappt prata och har svårt att höra och förstå att det är en av dem hon ser på datorn framför sig som pratar. Jag förtydligar för mamma det biståndshandläggaren säger och även det mamma säger: hon vill inte hem, hon är trött och behöver hjälp med mycket. När hon ska på toaletten ska det gå snabbt, och hon har ramlat två gånger på avdelningen.

Biståndshandläggaren är sympatisk och förstående och säger att naturligtvis ska hon inte behöva komma hem om hon känner så, utan en korttidsplats är ok. På en direkt fråga till mamma om hon vill till ett korttidsboende säger jag till mamma: säg ja, och så gör hon det. Nu blir det ett samtal mellan sjuksköterskan från kommunen och de övriga om var mamma ska placeras, men då biståndshandläggaren säger att palliativa teamet, PKT, är inkopplat slutar samtalet dem emellan med att ok, då blir det Västrabo.

Sjuksköterskan på kommunen frågar också mamma och mig om vi har haft läkarsamtal om sjukdomen och dess förlopp. Ja, säger jag, inledningsvis hade vi det, vi är väl medvetna om det palliativa förloppet, och det blir ingen aktiv behandling mot tumören utan symtomatisk behandling för att mamma ska ha det bra. Det hela slutar med att biståndshandläggaren lovar att återkomma när det finns en plats på Västrabo. Det kan gå snabbt, och mamma ska ha med sig egna kläder, mediciner, rullator m.m.

Efteråt frågar jag mötesstödjaren vad samtalet dem emellan handlade om, och det visar sig att om inte palliativa teamet hade varit inkopplat hade hon kunnat komma till Fagerby där man upphandlat platser. Fagerby ligger en timmes bilresa bort – jag är tacksam över att jag inte ens visste om det här alternativet!!!!!

På vårdkonferensen – som tog en timme – medverkade fyra personer via Teams. På plats fanns mötesstödjaren samt sjuksköterskan från avdelningen. Samtliga är högutbildade, legitimerade vårdgivare som lade en timme var, d.v.s. 5 timmars arbete totalt för att en 88-årig sjuk kvinna ska till ett vårdboende. Varje dag är det åtskilliga vårdkonferenser bara på sjukhuset i Sturehamn.
  Vilka enorma resurser, tid och pengar det kostar!

Efter mötet är jag med när Linda, sjuksköterskan, öppnar dränet och spolar det försiktigt. Då vi aspirerar det kommer obetydligt med gallfärgad vätska. Linda har aldrig gjort detta tidigare, jag instruerar henne eftersom ingen annan finns tillgänglig, men är noga med att inte själv bistå vid åtgärden.

Sedan går jag till mammas lägenhet och packar kläder, mediciner m.m. Ringer Thomas som nu har gjort ett negativt PCR-test för covid och är på jobbet. Han kan flytta mammas saker i morgon om det blir aktuellt, eftersom jag jobbar.

Alexandra ska komma ner från Stenviksholm för att besöka mamma, sin farmor, under eftermiddagen idag. Hon kommer hem till mig efteråt och vi pratar och dricker te i tre timmar, mycket trevligt. Alexandra har nu berättat för mamma att hon ska ha barn i augusti, hon hade varit hos mamma i 45 minuter och det hade gått bra. Mamma var både ledsen, arg och glad. Alexandra var rörd och glad att hon åkt dit, hon hade inte sett sin farmor sedan i somras. Jag fick också veta via Alexandra att mamma flyttar till Västrabo på torsdag.

Ingen har ringt och informerat mig så att jag kan förbereda det mamma ska ha med sig.

Onsdag 2 februari

Jag jobbar och går upp till mamma på lunchen. Dränet är inte borttaget, det måste göras på röntgen och de har inte tid i dag. I värsta fall får hon åka med dränet till Västrabo och komma tillbaka nästa vecka för att ta bort det. Man kan lugnt säga att jag inte var glad över detta.

Får också reda på att mamma under natten tagit sig upp ur sängen trots att grindarna varit uppe, vid fotändan är det inga grindar så där har hon troligen försökt gå upp men glidit ner på golvet där hon låg när personalen kom då hon ropade. Tack och lov inga skador denna gång!

Vi avtalar att jag kommer och hämtar mamma kl. 10.00 i morgon och att jag har hämtat ut hennes mediciner – Creonkapslarna, kortison, pulvret mot klåda och Panodil samt en liten sömntablett att tas vid behov – på apoteket innan dess, samt köpt en dosett så att sjuksköterskan på Västrabo kan fördela medicin i den som sedan personalen som har delegation på att dela medicin kan ge till mamma.

När jag kommer hem mailar jag Peter, Thomas och två av barnbarnen, Patrik och Alexandra, och uppdaterar dem om vad som hänt och om planerna.

Torsdag 3 februari

Kommer till avdelningen kl. 09.45 och möts av en sjuksköterska som precis var på väg att ringa mig och säga att de fått tid för att ta bort dränet kl. 12.30, och sedan vill de att hon ska vara kvar ett par timmar för observation. Jag kan inte bli sur över det, skönt att få dränet borttaget innan vi lämnar avdelningen.

Sjuksköterskan har även pratat med Västrabo som sagt att det är ok att vi kommer kl. 15.00.

Jag ber att få prata med läkaren som jag ser är på plats. Visst, säger han lite ointresserat, vad vill du prata om?

Jag försöker att uttrycka mig diplomatiskt, och säger att jag är lite besviken över att ingen ringt och informerat om vården av mamma vad gäller PTC, hanteringen av dränet, urinvägsinfektionen och dess behandling, sprickan i armen och behandlingen av den. Jag trodde också att läkaren hade ett utskrivningssamtal med sin patient och anhöriga för att gå igenom vad som hänt och vad som händer nu.

Hade det inte varit för att jag läst journalen på 1177 hade jag inte vetat någonting, även om där inte står så mycket.

Personalen har varit bra, men överrapporteringen mellan personalen är definitivt inte optimal. Jag har själv fått söka upp info, tjata om att ta ett prov på blodsocker, ligga på angående dränet t ex, och påpeka angående ovanstående.

Doktorn har inte så mycket att säga, mer än att han nu också informerar om att de ska ta leverprover om 1-2 veckor, samt att det alltid finns en risk att det blir stopp i stenten i gallgången, men då går den förhoppningsvis att byta via en ERCP nu när det redan är en stent på plats. Just den informationen, att hon har en stent i gallgången, går inte vidare till läkaren på Västrabo så inte heller där fungerar kommunikationen.

Han ger mig sedan läkemedelslistan som jag ska ta med till Västrabo och lämna över till sjuksköterskan där. När jag tittar på läkemedelslistan har de lagt till medicinen som jag redan från början sagt att mamma inte tar, statinerna som hon slutade ta för ett halvår sedan eftersom de gjorde henne yr. När jag påpekar det för doktorn rycker han på axlarna och menar på att det var en annan läkare jag sagt det till, som tydligen inte gjort något åt det, d v s inte tagit bort de mediciner mamma inte tål. – Det kan vara därför hon har varit yr och ramlat, säger jag. Doktorn har inget att säga om det. Det är tydligt att läkare inte går emot varandra, om en gjort fel erkänner en annan läkare inte det även om hen har kommit längre i sin specialitet.

Eftersom man måste lämna en aktuell lista över mediciner till Västrabo så skrivs listan om så att den stämmer med de mediciner mamma tar för sin pancreascancer samt kortison för att hon ska bli lite piggare. Några andra mediciner, förutom panodil och en liten sömntablett ibland, har hon inte ätit tidigare. Tyvärr upptäckte jag inte att det inte fanns någon starkare smärtlindring vid behov ordinerat, vilket borde vara självklart när det är en cancerdiagnos. Läkaren ger ett intryck av uppgivenhet: bäst att göra som denna jobbiga dotter vill så att jag blir av med henne. Jag får igenom det som är bäst för min mamma, mitt mål är inte att vara besvärlig. Tvärtom, för jag träffar ju flera av dessa kirurger på min arbetsplats och vill ha ett gott samarbete med dem – men min mamma går före.

Västrabo är ett korttidsboende där man får vara högst tre veckor men det visar sig att det är okej att stanna längre när man väntar på ett annat boende.

I och med att jag redan har mammas kläder och rullator m.m. i bilen, och lite tid över så kör jag till Västrabo och lämnar det på hennes rum. Jag passar också på att prata med tre undersköterskor som kommer in i olika omgångar, alla får samma information om mamma; som t ex språket (hon pratar danska), hörseln (man måste prata tydligt direkt till henne), att hon ramlat, att hon var helt frisk för tre månader sedan, m.m. Sedan kommer sjuksköterskan Johanna och informerar om vilka sjuksköterskor som har hand om avdelningen, de heter Marie och Malin.

Jag pratar med Johanna – som senare visar sig inte vara sjuksköterska men gärna får det att låta som att hon är det, så att informera henne är helt meningslöst men hon säger inget om det – om mediciner m.m. men också om att jag är sjuksköterska, var jag jobbar, att de tyvärr får finna sig i att jag vill vara aktiv och hållas informerad. Är väldigt tydlig med att jag inte vill att de t ex skickar mamma till sjukhuset utan att jag vet om det. Kvalitet före kvantitet, mamma ska ha det lugnt och tryggt, vi vet att det inte är lång tid kvar.

När jag står och pratar med Johanna ringer de från sjukhuset till mig och säger att de vill att mamma är kvar till kl. 16.30 för säkerhets skull. Jag frågar Västrabos personal och de säger att det är helt ok att hon kommer kl. 17 nu när vi har pratat och då jag har lämnat mediciner och fyllt i diverse papper angående närmast anhörig, vad mamma gillar och inte gillar, allergier m.m. De berättar att de kan tvätta mammas kläder om jag vill, ja tack säger jag, men det kräver att hon har ett visst antal byxor, tröjor m.m. Jag åker sedan och köper två par joggingbyxor och en fleecetröja till mamma.

Vid 15.30 ringer sjuksköterskan från avd. 58 till mig och säger att Västrabo hört av sig om att det har blivit fel, de kan inte ta emot mamma kl. 17 utan hon får komma i morgon istället. Så hon blir kvar på 58:an ytterligare en natt.

Jag skriver till Peter och Thomas om ändringarna och frågar Thomas om han kan hämta mamma i morgon och köra henne till Västrabo eftersom jag ska jobba. Inga problem, säger han, det fixar han.

Jag meddelar Thomas att jag lämnat mediciner, kläder och en del personliga saker på Västrabo. Att jag fyllt i nödvändiga papper nämner jag inte, jag tänker att de har de ju redan. Det visar sig nästa dag vara fel av mig. Vart pappren jag fyllt i tar vägen är det ingen som vet, nästa dag är de i alla fall borta.

På korttidsboendet.

Fredag 4 februari

Efter två veckor på kirurgavdelningen åker mamma i dag till ett korttidsboende. Thomas hämtar henne och kör henne till Västrabo.

Otroligt att det ska behövas två veckor på en akutkirurgavdelning för en stent i gallgången på en palliativ patient.

Först gick inte ERCP så det blev till att vänta från fredag till tisdag för att få ett drän satt in utifrån, PTC. Då ett sådant drän läggs in utifrån ska det göras under röntgen/ genomlysning av en röntgenläkare. På måndagen fanns det ingen röntgenläkare som kunde lägga in dränet, därför blev det tisdag. Sedan kom en liten blödning, då väntar man ett par dagar med att rapportera henne som medicinskt färdig (vilket naturligtvis var bra). Efter det gick det en helg till för att de som skulle medverka på vårdplaneringen inte kunde förrän på tisdagen – det blev en vecka efter PTC. Då bestämdes att mamma skulle till Västrabo, där fanns plats på torsdagen så då fick hon vänta till dess. Mamma hade även kvar ett externt drän som skulle tas bort på röntgen innan hon åkte. Nu hade inte röntgen tid, så det dröjde till torsdagen – då hon egentligen skulle flyttas. Ingreppet drog ut på tiden och då Västrabo inte tar emot patienter efter kl. 15.00 så blev hon kvar till fredagen.

Två veckor för att vi har en ineffektiv akutsjukvård!!!

Jag hade lämnat alla mammas saker på Västrabo dagen innan och svarat på alla frågor om mat, allergi, mediciner m.m. Nu ringer Thomas till mig på jobbet och säger att de ställer alla frågorna igen från ett tomt papper, även frågor angående mediciner som jag informerat sjuksköterskan (som jag trodde) Johanna om dagen innan.

De har tydligen inte heller koll, och saknar rutiner på det. Det borde finnas en pärm där sådana papper finns, så att nästa kan se att det redan är gjort.

Men pappren från igår är borta, personalen som inte är samma som igår står helt frågande till att pappren blev ifyllda igår. Jag säger till Thomas att jag åker dit efter jobbet och fixar det och fyller då i allt igen.

När jag gjort detta pratar jag också med en sjuksköterska som säger att ingen sjuksköterska har pratat med mig tidigare, det är nu det visar sig att Johanna inte alls är sjuksköterska – vilket hon gett sken av – utan undersköterska. Detta var en anledning till att ingen information förts vidare!

Jag berättar *IGEN* om mammas sjukdom, mediciner, att jag är sjuksköterska och vill vara delaktig i vården och bli informerad samt att jag vill vara med vid samtal med mamma om vård och planering framåt eftersom mamma har svårt för att redogöra för det hela.

Nu visar det sig också att även om de tog en covidtest på sjukhuset innan mamma åkte, som var negativ, så tar Västrabo alltid en egen covidtest – och de tar inte en entimmes test som sjukhuset utan det tar några dagar att få svar och i och med att mamma kom en fredag så tar det ända till tisdag att få ett svar. Under den tiden är mamma isolerad på sitt rum – som ett fängelse säger mamma. Rummet har en TV, en säng, två enkla stolar och ett litet bord samt ett badrum. Utsikten är en parkeringsplats.

Mamma är arg och irriterad över isoleringen, hon är angelägen om att börja röra på sig igen, måste ut och gå som hon säger. Nu när gallgången är öppen igen och hon har ätit Creonkapslarna, ett par veckor, som ersätter det enzym som bryter ner maten och som hon inte längre producerar p.g.a. tumören i bukspottkörteln. När bukspottkörteln och gallvägarna inte fungerar så får man mycket diarréer för att maten rinner rakt igenom. När gallvägen är öppen och man får dessa kapslar så slutar diarréerna och man börjar må bättre. Nu börjar mamma må lite bättre och är angelägen om att komma igång och röra sig igen men då blir hon isolerad på sitt rum i fyra dagar. Personalen kommer in med mat till henne och då har de munskydd på sig. Problemet är att mamma då inte hör vad de säger.

Lördag 5 februari

Min son Patrik och Amanda, Patriks flickvän, är hos mamma mitt på dagen. Hon säger att hon inte trivs, det är tråkigt och hon får inte lämna rummet. Hon får inte heller gå själv på toaletten, utan måste ringa. Jag förklarar för dem och senare för mamma, när jag är där, att man har testat henne för covid och väntar på ett negativt svar innan hon får lämna rummet. Enligt mamma har ingen talat om det för henne. Anledningen till att hon inte får gå på toaletten själv är att hon ramlat tre gånger på sjukhuset, troligen för att hon fick mediciner hon inte tålde och som jag sagt att hon inte tar i vanliga fall, och hon har redan en spricka i vänster arm.

Vi pratar om att skaffa en telefon, men hon säger att hon nog inte kan ringa från en mobil. Jag ringer upp min moster i Danmark från min mobil och de pratar i 20 minuter.

Jag hänger in de nya kläderna jag köpt till mamma, sedan sitter jag kvar en stund och pratar med henne, hon säger att det enda hon är rädd för är smärtan. Jag lovar henne att hon inte ska ha ont, det finns så bra smärtlindring i dag. Mamma tänker på sin egen mamma som gick bort i njurcancer på 70-talet då man var snåla med smärtlindring för att folk inte skulle bli missbrukare, så är det tack och lov inte idag. I dag finns det ingen gräns för hur mycket smärtlindring en patient i livets slutskede får. Det är styrd efter patientens behov.

Söndag 6 februari

Loggar in i journalen för att se om det har kommit något svar på covidtestet. Det har det inte, men jag ser en anteckning från i går kväll om att distriktsläkaren har blivit kontaktad för att mamma hade så ont nere på höger sida av magen.

Ringer avdelningen och frågar personalen hur mamma mår. Personalen vet inget om att mamma hade någon smärta i natt.

Jag ringer då till sjuksköterskan vars nummer jag fick när mamma kom dit. Det visar sig vara ett misstag att det här numret lämnats ut, och det var tydligt att den som svarade inte ville att anhöriga skulle ha tillgång till det. Men i alla fall, Tove, sjuksköterskan som svarade, och som jag pratat med tidigare, berättar att mamma hade fått 5mg OxyNorm, en morfinliknande snabbverkande kapsel, i går kväll och sedan sovit i natt. De ska ta upp på ronden i morgon att hon sätts in på smärtstillande vid behov. Bra, säger jag, och erbjuder mig att hämta ut medicinerna så snart det kommer in ett recept. Förbannar mig själv för att jag inte tänkte på det när jag fick medicinlistan från sjukhuset, naturligtvis måste hon ha OxyNorm vid behov. Jag framför att jag tycker mamma ska stå kvar på kortison så hon blir lite piggare. Avtalar också tid till kl. 11 på tisdag då jag ska få träffa den sjuksköterska som är ansvarig för mamma.

Passar på att fråga Tove om covidsvar, och då visar det sig att de har som rutin att det ska tas två prover med tre dagars mellanrum. Man tog ett negativt covidtest på sjukhuset och så kommer de att ta ett test till på Västrabo på måndag. Så på tisdag räknar de med att ha svar. Suck, provet är inte ens taget ännu.

Måndag 7 februari

Thomas är hos mamma och han tycker att hon verkar mycket piggare, troligen pga. kortisonet tänker jag.

Jag jobbar, och det visar sig att en kollega har sin svärfar på samma avdelning som mamma. Håll koll, säger min kollega som har tjatat, påpekat och bråkat för att hans svärfar ska få den vård han har rätt till.

De blir säkert »överlyckliga« nu när de får ytterligare en IVA-sjuksköterska som anhörig!

Mitt mål är att vara lugn och trevlig. Så länge de gör ett bra jobb och håller mig informerad är jag nöjd. Även om jag inte håller med om alla regler så är det inget jag kan klandra personalen för, det är ju direktiv som kommer uppifrån. Som t ex att det ska gå tre dagar mellan covid-testerna. De högre upp som bestämt detta tänker inte på patientens bästa. Men nu är covid som det är – vår tids pest som tragiskt har tagit så många liv och orsakat så mycket lidande, det har jag om inte annat sett på min arbetsplats på IVA.

Mamma är naturligtvis vaccinerad det antal gånger som föreskrivs och det är även jag.

Tisdag 8 februari

När jag kommer till mamma strax före kl. 11 ligger hon i sängen, är trött och håglös. Har inte sovit alls på natten säger hon.

Hon säger också att någon, en arbetsterapeut får jag senare reda på, har varit och frågat hur hon har det hemma och vad hon kan tänka sig framöver; vill hon hem igen? Och vilka hjälpmedel behöver hon då? Arbetsterapeuten säger också till mamma att »hon har ju cancer«. Det vet naturligtvis mamma men hon blir ändå nedstämd och ledsen av att höra det, hon har nog förnekat det lite grand.

Någon information om detta samtal får jag som anhörig inte från något håll.

Jag pratar med sjuksköterskan Malin, vi hade bokat tid och går igenom medicinerna och försäkrar mig om att mamma får det hon ska ha och inte något annat, med tanke på vad som hände på sjukhuset.

De har minskat kortisonet, och jag undrar varför? Jag vill gärna att hon får kortison mot klådan, som äntligen börjar ge med sig nu när hon har en stent, och för att hon dessutom blir piggare av det. Jag lämnar också över OxyNormkapslarna som hon ska ha vid behov.

Jag informerar Malin om att mamma har en gammal fraktur och viss felställning i vänster handled, så de inte får för sig att det är något nytt och vill ha det undersökt. Vi pratar också om planerna framöver, mamma vet inte om hon vill hem eller till ett permanent annat boende.

Jag är också väldigt tydlig med att jag inte vill att mamma skickas till sjukhuset såvida hon inte ramlar och har en uppenbar fraktur. Jag vill bli informerad i förväg så att jag kan följa med henne. Malin säger sig förstå detta. Det är trots allt palliativ vård som gäller, vi är alla införstådda med att det bara handlar om månader. Vi pratar lite om mamma och hur frisk och pigg hon alltid varit och att hon nu har svårt att acceptera att hon inte kan gå som tidigare och göra det hon är van vid. Samt att hon förhoppningsvis snart blir fri från klådan nu när hon har en stent i gallgången så att den är öppen.

Jag lämnar mitt mobilnummer och numret till mitt jobb, uppmanar Malin och annan personal att ringa mig på mitt arbete på IVA om jag inte nås på mobilen. Upprepar att mamma ska ha det bra, lugnt och värdigt.

Det känns okej efteråt, får se hur det blir framöver. Det visar sig inom ett par dagar att inget av det jag sagt eller som vi pratat om har gått vidare eller finns antecknat i mammas journal. Så det var egentligen ett helt meningslöst möte som tog nästan en timme.

Sedan pratar jag med ytterligare två undersköterskor i korridoren och berättar samma sak för dem som jag sagt tidigare; om vad mamma kan och inte kan, vad hon gillar för sorts mat m.m. Mitt mål är att vara lugn och trevlig. Hittills har jag sagt samma sak till ÅTTA personer på boendet, INGEN har lyckats föra informationen vidare för ingen annan har vetat något. De har inte heller vetat något om de svar jag skrev ner på deras papper.

Efteråt sitter jag inne hos mamma en timme och pratar med henne. Då kommer hon fram till att hon inte vill hem. Jag märker också på henne att hon inte kommer ihåg saker. T ex förnekar hon att hon har en transportabel toalettstol jämte sängen hemma, vilket hon har haft i flera år. Hon förnekar också att hon varit uppe på natten trots att nattpersonalen säger att hon varit uppe tre gånger, – De bara hittar på säger hon. Men det tror inte jag att de gör.

Det kan vara medicinerna som gör att hon blir glömsk. Bara det att hon får en OxyNorm gör henne konstig som hon säger. Men det kan också vara tumören och att levern inte fungerar optimalt eller metastaser i hjärnan. Det är inte undersökt och har heller ingen betydelse för sjukdomsförloppet.

Sturehamnposten är omadresserad till Västrabo men hon har inte fått den idag, och när jag frågar efter den är det ingen som vet att hon har en egen tidning trots att hon har fått den både lördag och måndag. De har helt enkelt ingen rutin för hur de tar hand om post till de boende!!! Då mamma fortfarande är isolerad är en tidning extra viktig. Jag tar med mig mitt exemplar till henne och köper lite andra tidningar som jag vet hon gillar.

Onsdag 9 februari

Mamma ringer på förmiddagen, personalen har lånat ut en telefon till henne och hjälpt henne ringa. Nu vill hon ha en telefon för att ringa sin syster som fyller år i dag. – Telefon ska jag fixa, säger jag, men din syster fyller år i december, det är februari nu. Efter viss tvekan går hon med på att jag har rätt.

Covid restriktionerna för henne har ännu inte upphört, nu har hon varit där sedan i fredags, 5 dagar, isolerad på sitt rum.

Jag ringer biståndshandläggaren för att höra mig för om ett annat boende till mamma. Tänkte att jag kunde vara ute i god tid, i och med att hon har mer än två veckor kvar på Västrabo kan man använda den tiden till att planera annat boende. Men tji fick jag! Det går inte att göra något utan en vårdplanering där ett beslut ska tas av biståndshandläggaren om ett annat boende. Det beslutet går sedan till boendesamordnaren som bevakar vilka platser som finns lediga och delar ut dem, om möjligt efter önskemål annars får man ta den plats som finns. Mamma har önskemål om vart hon vill komma.

För att få till en vårdplanering måste koordinatorn på Västrabo vara involverad och biståndshandläggaren lovar kontakta koordinatorn och återkomma till mig om förslag på tider. Mamma måste vara med då hon måste bekräfta att hon vill detta, det räcker inte att jag säger det. Efter 20 minuter ringer koordinatorn Camilla, och vi bokar tid nästa fredag den 18 februari kl. 9.15. för ett vårdplaneringsmöte, det fanns inga lediga tider innan. Det gör att mamma kommer att vara kvar onödigt länge på korttidsboendet.

Jag ringer hemtjänsten för att försäkra mig om att mammas luncher är avbokade så att de inte samlas på hög hos hemtjänsten. Ingen svarar där och jag pratar in mitt ärende på telefonsvararen.

Pratar med Thomas som fixar tillfällig adressändring för mamma, jag godkänner det via hennes bank-id.

Torsdag 10 februari

Jag jobbar kväll och börjar kl. 14.00. På eftermiddagen ringer en undersköterska från Västrabo till mig på jobbet, hon lugnar mig med att allt är bra med mamma, men de behöver mer mediciner. Mammas sömntabletter är slut och hennes pulver mot klådan är också slut, dvs de finns inte i hennes medicinskåp på rummet. – Mycket märkligt säger jag, jag lämnade en dryg månads förbrukning av båda läkemedlen till sjuksköterskan för en vecka sedan. – Jaha, säger undersköterskan, då måste de låst in medicinerna hos sig. Hon lovade prata med sjuksköterskan och få mer mediciner därifrån.

Jag tänker att hon kanske skulle gjort det innan hon ringde till mig. Om jag nu hade varit lite orolig till min läggning eller inte vetat säkert vad jag lämnat för medicin, så hade det blivit en stor sak utav det eftersom det inte finns mer medicin att lösa ut just nu på receptet. Men jag sa naturligtvis inte detta när hon ringde, utan tackade henne för hennes omtanke, sa att det var jättebra att de ringde och att det är helt ok att de gör det. Hon meddelade också att covidisoleringen hävts eftersom provsvaret varit negativt. Något jag blev väldigt glad över att höra.

På kvällen samma dag ringer Thomas mig på jobbet vid 18.30 och säger att de ringt från Västrabo, mamma har feber och frossa och man har ringt efter en ambulans. De hade försökt ringa mig på mobilen men då jag inte svarade ringde de Thomas. Han erbjöd sig att åka till akuten och möta upp mamma där. Jag ber honom avvakta och ringer Västrabo.

Jag pratar först med en undersköterska som säger att när de skulle hämta mamma till kvällsmaten låg hon i sängen och hade frossa, då de tog tempen var den 38,0 grader. Blodtrycket var 160/75, vilket är högt för mammas del, hon brukar ligga på 125/75 vilket jag också sa till sjuksköterskan vid inskrivningssamtalet, och efter en stund hade hon 38,6 i temp men ingen »frossa« mer. De kontaktade sjuksköterskan som i sin tur kontaktade distriktsjouren och man bestämde att mamma skulle skickas in till sjukhuset. Trots att jag tydligt sagt att hon inte ska skickas in till sjukhuset utan att jag kontaktas först. Men det hade som vanligt inte gått vidare från den sjuksköterska jag sa det till.

Jag bad att få prata med mamma. Hon sa att nu mådde hon bra, hon frös lite en stund men nu var det inga problem. Hon förnekade smärta och hon ville inte åka iväg, det är bra nu sa hon. Jag hörde att hon var helt ok.

Jag pratade med undersköterskan igen och sa att mamma inte skulle skickas in, samt bad att sjuksköterskan skulle ringa mig på jobbet. Sjuksköterskan Åsa ringde och berättade hur det varit och att de hade gjort bedömningen att det var bäst att skicka mamma till sjukhuset. När jag sa att jag pratat med sjuksköterskan Malin tidigare och sagt att mamma inte ska flyttas, så visste Åsa inget om detta, och när hon tittade i mammas papper/journal stod det varken 0 sjukhus eller att det var ok att ringa mig på jobbet!

Jag sa tydligt att hon skulle avboka ambulansen, och om mamma blev sämre skulle de ringa till mig så skulle jag komma. Jag berättade också att jag är sjuksköterska på IVA, jag tar det fulla ansvaret för detta och om mamma mot förmodan skulle gå bort i natt, så var det inte deras ansvar, de hade inte gjort något fel.

Naturligtvis ska mamma ha god vård men den är inte nödvändigtvis på sjukhuset. Feber kan man ha ibland och om det hade varit början på en blodförgiftning efter stenten t ex så hade hon inte blivit bättre och kunnat prata med mig som hon gjorde, och inte heller haft högt blodtryck.

Bakgrunden till hur jag resonerade är att jag upplever på sjukhuset att de ofta skickar in patienter från boenden om de blir sämre för att ha »ryggen fri« om patienten skulle avlida. Men också för att det är jobbigt att ha en sjuk på boendet, de är inte bemannade för det. Då är det lättare för personalen att skicka patienten till sjukhuset. Att det är en nackdel för patienten är det ingen som tänker på. Hen ligger kanske på en brits på akuten ett par timmar och blir ibland inlagd på en överfull avdelning bland personal de inte känner igen och som inte känner dem. Kanske avlider de där, och i så fall förhoppningsvis med anhöriga närvarande.

I stället för att var kvar i sin invanda miljö på boendet omgiven av anhöriga och personal de träffat tidigare.

Efter en stund ringer sjuksköterskan tillbaka och har då pratat med läkaren igen och de har avbokat ambulansen. Jag ringer till Västrabo vid 22-tiden, då är allt lugnt och mamma mår bra.

Om hon hade blivit inskickad hade man på akuten troligen skickat tillbaka henne efter några timmar – och så hade hon blivit isolerad igen i väntan på nytt covidtest!

Fredag 11 februari

Köper en mobiltelefon till mamma, en modell med stor siffertavla anpassad för äldre, och åker till henne med den.

När jag kommer in på avdelningen blir jag stoppad av personalen som säger att en läkare, Marita Bengtsson, och sjuksköterskan Marie, vill prata med mig. Vi sätter oss i ett samtalsrum och läkaren förklarar hur de ser på att de tänkte skicka mamma till akuten. De menade att hon var klar och adekvat och hade livslust och kvalité kvar. – Hon är pigg och glad, sa de, så när hon fick feber och frossa skulle det behandlas i och med att kirurgen fortfarande är intresserad av henne. Kirurgen vill ha nya prover och göra en ERCP igen. Hon har ju inget drän nu, det togs bort när hon åkte från sjukhuset säger läkaren. Vid inskrivningssamtalet mellan mamma och en annan läkare, Carola Karlsson, berättade mamma att man sagt att hon hade tre år kvar att leva. Doktorn pratade till mig som att jag inte kunde eller visste något och så är det nog med de flesta anhöriga.

När läkaren pratat klart bad jag om att få förklara min version av hur det hela ligger till – och läkarens min visade tydligt att hon nog inte varit med om det tidigare! Mamma har *visst* ett drän – ett internt drän, det var det *externa* dränet man tog bort. En ny ERCP är *bara* aktuell om bilirubin börjar stiga igen och om klådan, som börjat ge med sig, blir värre igen, därför vill de ta leverprover en gång till. Behöver de göra en ERCP igen så är det lättare enligt kirurgen på sjukhuset, för nu har hon redan en stent där, så sa han till mig.

Ingen har sagt att hon har tre år kvar, ingen har sagt *någon tid alls* mer än att detta kan gå ganska fort och det finns ingen behandling förutom symtomatisk. Kirurgen sa visserligen till mig att det kunde röra sig om månader, men några andra tidsaspekter har aldrig nämnts.

Jag sa också att jag sagt till sjuksköterskan Malin i tisdags att mamma inte ska till sjukhuset om det inte är en misstänkt fraktur, samt att de ska ringa mig på jobbet.

– Men, säger läkaren, det måste en läkare godkänna. – Jaha säger jag, varför sa inte Malin det till mig i tisdags? Jag ifrågasatte också att man hade samtal med mamma utan att jag var med. – Men vi upplever henne som klar och adekvat, säger de då. – Det är hon inte, och det har jag framfört tidigare, säger jag, och ger exempel på saker hon inte kommer ihåg som t ex att hon har en toastol vid sängen hemma, och att man sagt att hon har tre år kvar.

När jag hämtar andan efter min utläggning ser läkaren lite tagen ut, hon var nog inte van vid att samtala med anhöriga som har en så bestämd uppfattning om hur det ska vara, och som vet exakt hur det medicinskt står till med sin anhörig/patienten. Sjuksköterskan är helt tyst och bara tittar storögt på mig.

Läkaren och sjuksköterskan frågar om mina bröder är med på att hon inte skickas till sjukhuset och det bekräftar jag. Vi kommer fram till att mamma ska ha det bra, ha livskvalitet framför livskvantitet, eventuella symtom ska behandlas, som t ex klåda, feber och smärta. Men, det ska behandlas på plats, hon ska inte skickas in till sjukhuset.

Nya prover är ok att ta, säger jag, för de visar om stenen är öppen. Är den det fortsätter bilirubinet att sjunka vilket är bra. Det blir ett litet ansträngt hej då efter det och jag ser inte läkaren igen efter detta.

Efteråt gick jag in till mamma och hon bekräftade att hon inte vill till sjukhuset igen. Hon hade ingen feber i dag och var knappt gul heller och har ingen klåda. Jag visade henne hur den nya mobilen fungerade och hon provade att ringa vilket gick förvånansvärt bra. Jag skrev ner aktuella telefonnummer med stora siffror på ett A4-ark så att hon nu kan ringa dem hon vill.

Lördag 12 februari

Besöker mamma på eftermiddagen, hon är först trött och håglös. – Jag kan ingenting, säger hon, jag kan inte ens gå, benen bär mig inte.

Vi pratar en stund om allt möjligt som barnbarnen, släkten i Danmark och om mina planer på att resa till Stockholm nästa helg och kanske ta en semestervecka längre fram. Jag frågar om det är ok för henne att jag reser bort en vecka? Ja det är det, säger hon. Hon tittar också på mig och säger att – Du måste ju fortsätta leva dit liv, du kan inte bara sitta här. Typiskt henne tänker på andra först.

Efter en timme är hon piggare och mer vaken. Vi går en runda ut i korridoren och hon kan gå med rullator. När jag frågar om hon inte ska äta kvällsmat med de andra säger hon att hon inte vill det. – De säger ändå inget, säger hon. En dam tittar osäkert på mamma när hon pratar. – Hon förstår mig ändå inte, säger mamma som ju pratar danska.

Vi sitter en stund i en soffa, och då säger hon att hon ibland får lust att bara gråta. – Men det hjälper ju inte, jag är ju inte heller typen som gråter, säger hon. Det är första gången hon visar några känslor inför diagnosen.

Jag berättar att när jag nämnde för Alexandra (min brorsdotter och mammas barnbarn) att mamma, när hon fått sin diagnos, hade tittat på en bild av pappa, som dog för sju år sedan, vinkat till honom och sagt: Nu kommer jag snart, då hade Alexandra börjat gråta. Nu får mamma lite tårar i ögonen. Jag berättar också att jag har gråtit både på jobbet och hemma.

Då en kollega oskyldigt frågade hur julen och nyår varit eftersom vi inte hade setts på ett tag, så bröt jag ihop och började gråta. Tack och lov är vi ju vana vid känslor på jobbet, han gav mig en kram och jag berättade kort vad som hänt. Nu har jag varit öppen med min situation på jobbet och snart vet alla det (75 personer). Det är bra att de vet, om de kanske tycker jag är disträ ibland eller bara ledsen. Flera kommer också spontant och frågar, vilket kräver mod och är fint tycker jag.

Lämnar mamma på rummet med TV:n på, väntandes på kvällsmaten, det känns efter omständigheterna ok.

Jag sover också bättre på natten än vad jag har gjort på länge.

Veckan som kommer är lugn, både jag och mina bröder besöker mamma.

Peter skriver i slutet av veckan att det är vinterkräksjuka på Västrabo och att han fick gå in på egen risk, vilket han gjorde.

Mamma vill ha vindruvor och chips skriver Thomas.

Torsdag 17 februari

En arbetsterapeut ringer till mig och undrar om mamma kan komma hem om hon får hjälpmedel och vad hon i så fall behöver för hjälpmedel? Jag meddelar att vi på vårdkonferensen kommer att säga att mamma inte kan komma hem, berättar också att hon redan har duschstol i badrummet och toastol vid sängen hemma. Mamma hade förnekat det vid sitt samtal med arbetsterapeuten. Hon kan verka klar men är inte riktigt det, säger jag.

Fredag 18 februari

Är på Västrabo kl. 9 för vårdkonferens.

Personalen kommer och säger att mamma har sådan diarré att hon är isolerad ifall det är magsjuka, de har också tagit en odling på avföringen. Jag förklarar att hon haft diarré i två månader sedan hon blev sjuk, detta är ett led i sjukdomen.

Men det blir naturligtvis isolering igen i väntan på svar.

Pratar lite med mamma inför mötet, hon säger plötsligt att hon kanske ska försöka komma hem, det gick ju bra innan så det kan det väl göra igen. Jag påtalar att hon då är ensam större delen av dygnet, även på natten. Hon får larma hemtjänsten om det är något, och så kan de komma 6 gånger per dygn, troligen olika personer varje gång. Hon kan få hjälp med att fixa mat, men det är ju när de kan. Hon ändrar sig, och säger att nej, det får bli ett boende.

P.g.a. mammas magbekymmer får vi inte komma ner till vårdkonferensen utan den sker via en personaltelefon med högtalaren på. Teams har de inte utan det blir via en vanlig mobiltelefon, mamma hör och förstår inget av vad som händer. Jag lugnar henne och säger att sitt bara här och säg det jag säger att du ska säga. Mamma och jag sitter ensamma på hennes rum, var de andra sitter vet jag inte eftersom jag inte ser dem.

Det är en mötesstödjare, vet ej namnet, Ella, biståndshandläggaren, Marie sjuksköterska på Västrabo, Jenny sjukgymnast, samt en undersköterska från Västrabo som är med på mötet.

Biståndshandläggaren sammanfattar först att mamma ju har en allvarlig cancer och att PKT är inblandade. Personalen berättar sedan att de tycker mamma sköter det mesta själv, men med stöd och handräckning från dem. De största problem är på natten då hon ska upp på toa och inte hinner. De vill nu höra från mamma vad hon vill. Mamma säger det som vi har pratat om innan, nämligen att hon vill till ett boende. De undrar om hon kan skickas hem emellan? Nej, säger mamma bestämt. Då får hon var kvar på Västrabo i väntan på ett boende, man kan inte välja vilket man vill ha men man kan ha önskemål. Jag räknar upp tre boenden som mamma kan tänka sig en av, där hon varit på besök tidigare när hon var frisk.

Nu ska biståndshandläggaren lämna ett beslut till boendesamordnaren som tilldelar boendet. Jag fick namnet till personen i fråga och man menade på att jag kunde ringa i nästa vecka för att få reda på lite mer. Det hela tog ca 45 minuter, återigen fem personers tid i nästan en timme för ett självklart beslut!

– Varför måste de hela tiden påpeka att jag har cancer, hur kan de veta det, det är säkert något de hittar på! säger mamma till mig efter mötet. – Nej mamma, säger jag, det vet vi ju från den CT du gjorde. – Ah, säger mamma, det är inte säkert det är sant, nu struntar vi i det, de behöver inte tjata om det. Och jag håller med henne om det sistnämnda.

Nu vill hon ha sin Sturehamnposten som vi har om adresserat till Västrabo, det står hennes namn på tidningen men de lyckas nästan aldrig ge henne den. Hur svårt kan det vara? Jag påtalar det till personalen, de lovar leta efter den och erkänner att de inte har någon rutin för att dela ut posten som kommer!!!

Pratar sedan med Thomas, han har också varit på dem om tidningen och de hade lovat honom att det skulle fungera. Det gör det definitivt inte, sa jag till honom.

Fysioterapi eller sjukgymnastik är det tredje största vårdområdet efter sjuksköterskor och läkare. Professionen är specialiserad på att bedöma och diagnostisera skada, smärt- och sjukdomstillstånd i det muskuloskeletala systemet samt på att få och hålla människor friska genom icke kirurgisk och icke läkemedelsbaserad diagnostik, vård och behandling. En av fysioterapeutens primära behandlingsmetoder är medicinsk träning och individuellt anpassad och handledd rehabilitering. Källa: skadekompassen. Sjukgymnast har en 3-årig högskoleutbildning. Lönen ligger på ca 35.000 kr/ månad på heltid.

Söndag 20 februari

Är hos mamma en stund efter jobbet, har med mig vindruvor, chips och veckotidningar. Hon är trött och irriterad över att fortfarande vara isolerad i väntan på provsvar om huruvida hon är magsjuk.

Vi pratar en stund om familjen, och hon blir lite piggare.

Tisdag 22 februari

Nu är mamma inte isolerad längre och har kunnat gå runt på avdelningen med sin rullator. Hon har äntligen fått sin tidning sedan hon gått ut och bett om den och personalen letat en stund efter den.

Tydligen fortfarande svårt att dela ut posten trots att det står hennes namn på den!

Onsdag 23 februari

Mamma beklagar sig över att hon får för lite mat och hävdar att hon inte fick någon mat alls igår kväll. Jag menar på att det är väl självklart att hon fick.

Hon säger också att, häromdagen var det fisk och det var gott, men hon fick bara en halv fisk och hon kunde inte med att be om mer. Sedan såg hon personalen stå bakom ett hörn och äta av maten som var kvar i matvagnen…

Svårt att veta vad som är sant. Men några dagar senare såg jag också att personalen satt i en soffgrupp bakom en pelare och åt samma mat som patienterna som satt vid ett bord åt. Man tycker ju att om de nu äter samma mat kan de väl åtminstone äta tillsammans med patienterna och försöka hålla igång ett samtal så att det blir lite trevligt. Med bara ett gäng äldre som alla kanske hör och ser lite dåligt blir det inte mycket till samtal.

Fredag 25 februari

Mamma var ovanligt pigg idag. Vi fikade och pratade nästan som vanligt. Hon hade ringt en kusin till mig i Danmark och pratat med honom, och hon pratade om personalen. Hon låter som den gången hon var sjuksköterska på Bergtorps sjukhem och styrde upp personalen och satte dem på plats när de »mopsade upp sig« som hon säger.

Hon klagar på att maten är kall för att det tar så lång tid innan personalen serverar den, hon hävdar envist att personalen äter upp överbliven mat själva. De tar den i små skålar och står bakom ett hörn säger hon.

På kvällen ringer Thomas och vi pratar en stund. Han har tänkt åka till mamma i helgen och det passar ju bra då jag inte är hemma.

Tisdag 1 mars

Är hos mamma, lämnar mediciner, har fått ta av mina egna Panodil då det ännu inte kommit in ett recept på det. Jag lämnade meddelande via undersköterskan i förra veckan, men det har naturligtvis inte gått fram till sjuksköterskan. Kortisonet har de trappat ut nu när klådan är nästan borta.

Det ligger en lapp hos mamma att de behöver tabletten Atarax. Jag lämnar en lapp till sjuksköterskan, som hunnit gå hem, om att jag då behöver recept på det också. Jag har tidigare tackat nej till att de ska dosdispa mamma, få färdiga påsar från apoteket, jag vill ha koll på vad hon får. Stannar hos mamma en stund, hon är glad över de danska fläsksvålarna som min bror haft med sig och äter flera stycken till kvällens sparrissoppa som hon äter på rummet.

När jag går sitter det två boende ensamma vid ett långt bord och äter, personalen sitter bakom en pelare lite i skymundan och äter.

Än en gång undrar jag varför de inte äter tillsammans om nu personalen ändå äter samma mat?

Torsdag 3 mars

Besökte mamma, hon satt ute bland de andra när jag kom, men där fick jag inte vara p.g.a. restriktionerna så vi fick gå in på mammas rum.

Man kan låna en rullstol på Västrabo. Mamma och jag bestämde att vi skulle göra det i morgon och gå ut en tur i solen.

Fredag 4 mars

Mamma kom ihåg att vi skulle ut, hon var klar när jag kom. Jag satte henne i rullstolen med en filt om benen och gick ut i solen. Det gick lättare än jag trodde, vi var ute och gick i en timme, det var soligt och vindstilla men bara fem grader varmt.

När vi kom tillbaka mötte vi en av personalen, hon är samordnare och ringer in folk, mamma hade jobbat med henne på Bergtorps sjukhem. De kände igen varandra och pratade en bra stund om gamla kollegor och om att bli sjuk.

Vi var tillbaka lagom till lunch, mamma gick riktigt bra med rullatorn från rummet och ut till matsalen. Hon har tränat, säger hon och jag tror henne. För fem månader sedan gick hon utan problem de 100 trappstegen upp till Himlakullen, så hon är van att träna och gå.

Lördag 5 mars

Var hos mamma en timme, vi satt och pratade och det var trevligt. Hon berättade att hon duschat själv och nästan ramlat men räddats av duschstolen. – De vill ju inte hjälpa mig nu när jag snart ska härifrån, säger hon. – Klart de vill, säger jag, det har inget med att göra hur länge du ska vara här, du måste be om hjälp, säger jag.

Söndag 6 mars

Besökte mamma en timme allt var lugnt. Hon sover mest
och ville inte ut trots att det var soligt.

Veckan är lugn, jag är bortrest och mina bröder besöker
mamma.

Fredag 11 mars

Jag är i Portugal några dagar. När jag äter frukost
ringer telefonen, det är enhetschefen från Kungsglän-
tans äldreboende som ringer eftersom mamma har fått
plats där. Det är ett av de boenden mamma kunde
tänka sig komma till så det var ju jättebra, det är också
bara 10 minuters cykelväg hemifrån mig vilket är ett
extra plus. Boendesamordnaren hade försökt få tag på
mig dagen före men inte lyckats!! Hur nu det kan ha
varit möjligt då jag inte har några missade samtal på
min telefon…

Enhetschefen undrar om vi vill komma och se rummet
och fundera på det. – Nej, säger jag, vi tar det, hon kan
flytta in på söndag. Jag kommer hem på lördag så det
hinner jag innan jobbet på måndag. – Oj, säger chefen,
det var snabbt.
   Jag tänker att de nog gärna vill ha hennes plats på
Västrabo, så det gäller att flytta så snart som möjligt.
Egentligen får man bara stanna där i tre veckor, men
mamma har nu varit där i fem veckor.

Jag avtalar kl. 14.30 på söndag. Ringer Thomas och meddelar honom, samt skriver mail till Peter. Frågar om flytthjälp då mamma ska ha egna möbler, sängkläder m.m.

På ålderdomshemmet.

Söndag 13 mars

Mamma är klar och allt är packat när jag kommer vid 14-tiden. Något jag verkligen uppskattar, det var väldigt snällt gjort av personalen och det framförde jag.

Jag kör ner henne i rullstol till bilen. Vi kommer till Kungsgläntan som avtalat. Personalen väntar på oss och säger att förutom en säng är rummet tomt. Jag placerar mamma, som nu sitter i en rullstol vi lånat av boendet, vid fikabordet där hon kan fika med de övriga sju som bor där.

Thomas och hans son Olle kommer med TV:n, stolar, bord, täcke, kuddar, lakan, handdukar m.m. och vi inreder rummet medan hon fikar. Jag packar upp kläderna hon har med sig från Västrabo och noterar vad hon behöver ytterligare.

Efteråt sätter sig mamma i sin vanliga TV-fåtölj och Thomas visar hur TVn fungerar. Hon är nöjd och vi avtalar att vi kommer i morgon med gardiner, lampor m.m. telefonen blir också satt på laddning. Hon har sin rullator och nu ett rum med utsikt och ett eget badrum.

I rummet ligger en del papper som ska fyllas i, bl.a. en levnadsbeskrivning. När jag frågar mamma om jag ska fylla i den säger hon ja. På frågan om var hon är född svarar hon Ängsholmen. Nej, säger jag, du är ju född i Danmark. Jaha, säger mamma frånvarande. Det kommer hon inte ihåg.

Jag lämnar över medicinlistan, dosetten och övriga mediciner till personalen som de låser in i mammas medicinskåp på rummet.

Måndag 14 mars

Mamma ringer och är missnöjd. Hon tycker inte att personalen är snäll, och hon får ingen hjälp med att tvätta sig.

De har också covidtestat henne och stängt dörren till hennes rum, trots att hon inte har något larm, det har tydligen den som bodde där tidigare fått med sig.

När jag pratade med chefen på Kungsgläntan i fredags sa hon att de inte covidtestar och isolerar nyinflyttade. Jag ringer personalen och påtalar detta och pratar med en undersköterska, Alma, som låter barsk och otrevlig. Hon förklarar att de har koll på mamma fast dörren är stängd, hon har rörelselarm. Covidtestet är något sjuksköterskan har gjort. Jag ber henne säga till sjuksköterskan att ringa upp mig. – Ja, vi får se om hon har tid, gläfser Alma, det är hennes (sjuksköterskans) sista dag på jobbet.

Efter en timme ringer sjuksköterskan Vera, vi har ett trevligt samtal och hon lovar att kolla upp det här med larmet. Vi bokar också in ett ankomstsamtal på fredag med den nya sjuksköterskan som kommer, samt undersköterskan Alma, som jag inte gillade, men hon ska tydligen också sluta. Jag påtalar också mammas diagnos, och att hon inte ska skickas till sjukhuset utan att jag kontaktas.

Thomas fixar fler flyttgrejer som gardiner, duschdraperi, tallrikar m.m. Han tömmer också kylskåpet i mammas lägenhet. Tack och lov att han är så driftig.

Tisdag 15 mars

Jobbar på kvällen, vid 18-tiden ringer en undersköterska/
biträde från Kungsgläntan och säger att mamma har fe-
ber, 38,8, och att hon inte vill äta. Jag ber dem ge henne
två Panodil och stoppa henne i säng. Tackar henne för
att hon ringde.

Vi har det lugnt på jobbet så jag kompar ut och cyklar
till Kungsgläntan, känner att jag vill se mamma för att
veta hur hon mår.

Mamma ligger på sängen och sover när jag kommer.
Jag sitter hos henne en stund och sedan vaknar hon till.
Hon säger att hon har ont i magen och jag ringer på per-
sonalen som kommer och ger henne en OxyNormkapsel.
Efter en timme cyklar jag hem då sover mamma gott.

Onsdag 16 mars

Är ledig.

Åker till mammas lägenhet och hämtar blommor, de
foton hon har på väggen och lite mer kläder. När jag
kommer till Kungsgläntan sover hon.

Jag ställer upp blommor och hinner fixa lite grand
innan hon vaknar. Hon har ont och får OxyNorm. Efter
en stund när hon är smärtlindrad hjälper jag henne upp,
först på toa och sedan kan hon sitta i sin stol.

När lunchen kommer hjälper jag henne med maten.
Hon äter bara lite grönsaker och två tuggor av lasagnen,
inget mer. Jag har tagit med mig mandlar, russin och
vindruvor som hon brukar gilla och det äter hon lite av.

Eftersom hon hade feber i går har de covidtestet henne igen och hon är isolerad. I dag har hon ingen feber, ingen hosta eller andra symtom på covid, men hon måste ändå vänta på svar.

Jag åker efter lunch, och kommer tillbaka senare på eftermiddagen med lite nya blommor och fler foton. Peter har tydligen också varit där.

Mamma har ont och jag meddelar personalen som säger att hon får högst tre OxyNorm per dag och hon får nummer två när jag är där. – Men så kan det inte vara, säger jag och ber dem säga till sjuksköterskan att kontakta mig. Hon har gått för dagen, säger de, det är kommunsköterskan som gäller. Då ber jag dem ringa henne om mamma behöver mer medicin i kväll och i natt. Plötsligt kommer en undersköterska med telefonen och säger att sjuksköterskan trots allt var kvar och att de fått tag på henne. Jag pratar med sjuksköterskan och hon ska fixa så att ordinationen ökas. Vi kommer också överens om att vi båda ska ringa PKT i morgon för ytterligare ordination.

Jag går vid 17-tiden då mamma sitter i stolen och ska få in sin kvällsmat. Hon ville egentligen gå till matsalen och äta med de andra men det får hon inte än.

Torsdag 17 mars

Ringer PKT-sjuksköterskan Maria som jag pratat med tidigare, hon svarar direkt. Jag förklarar läget, och säger att mamma nu behöver något långtidsverkande Oxy-Contin. Jag förklarade också problemet med feber och isolering. Maria lovade prata med doktorn och återkomma med hur vi gör.

Hon ringer tillbaka efter några timmar och informerar om att man nu har satt in OxyContin, långtidssmärtlindring morgon och kväll samt ökat vid behov ordinationen på OxyNorm. De bekräftar också att hennes feber är tumörfeber och att de ska framföra det till sjuksköterskan på Kungsgläntan så att de inte covidtestar och isolerar henne varje gång hon har feber. Tack och lov för PKT, de förstår, har koll och är supertrevliga och förstående.

Fredag 18 mars

Hämtar ut läkemedlen och åker till mamma, tar också med nya handdukar och en pläd som jag köpt.

Vi har ankomstsamtal kl. 13.30 med sjuksköterskorna Freja och Sandra samt undersköterskan Linda. Vi pratar om mediciner, sjukhusvård, läkarbesök m.m. med sjuksköterskorna samt pratar med undersköterskan om vad mamma gillar och inte gillar av mat och dryck. Vi pratar också om mammas rutiner, när hon vill stiga upp, att hon vill och alltid har sovit middag m.m. Jag lämnar över hennes levnadsbeskrivning som jag skrivit om och skrivit ut från datorn så det är lättare att läsa än min handstil. Jag ber dem också att inte ta tempen på mamma, bara ge henne Panodil. De erbjuder sig att boka frisör och fotvård vilket jag tackar ja till att de gör.

Berättar också för dem att mamma gärna går ut själv och att det är ok att hon gör det. Även om hon går iväg som hon gör ibland så låt henne göra det, hon är sådan att det ordnar sig och det är viktigt att hon känner sig fri att gå ut. De ska inte vara oroliga eller känna att de måste veta var hon är.

Efteråt går jag en tur på stranden sedan åker jag och köper strumpor med halkskydd till mamma.

Det visar sig att fotvården kommer att bli en bedrövlig följetong. Personalen säger att de har en person som kommer och gör fotvård, de har erbjudit sig att boka tid och fixa det.

Det kommer inte att hända och det kommer dröja fem månader till mamma får sin fotvård...

Söndag 20 mars

Jag mår inte bra och kan inte jobba. Måste då covidtesta mig.

Vågar inte heller åka till mamma då jag inte vet vad det är med mig. Har dåligt samvete.

Patrik åker dit med strumporna.

Tisdag 22 mars

Läkarbesök hos mamma, jag mår fortfarande inte bra och har inte fått svar på covidtestet än så jag vågar och får inte åka dit.

Mamma ringer innan läkarbesöket och är ledsen och arg på situationen, lite förvirrad och förtvivlad över att hon inte kan klara sig själv, och förstår inte vad som händer. Allt är pyton, som hon säger. Maten smakar inte, personalen lyssnar inte på henne, hennes hår är för långt osv. Det finns inget som är bra. Jag pratar med henne i en halvtimme och försöker förklara, lugna och trösta. Säger också att det finns bara en lösning på det hela och det är att hon flyttar hem, och att jag tar tjänstledigt och flyttar in hos henne men det vill hon inte. Jag ska inte ge upp allt bara för henne, säger hon.

Jag har aldrig haft ett sådant här samtal med mamma förut, hon har alltid varit tuff och lite hård, typ att »allt löser sig med en rask promenad«.

Efteråt ringer jag personalen och ber dem lämna ett meddelande till sjuksköterskan för att höra om de kanske kan sätta in antidepressiva läkemedel till mamma.

Vid lunchtid ringer läkaren som besökt mamma, hon tycker inte att mamma verkar deprimerad och menar på att de inte brukar sätta in antidepressiva i detta läget. På frågan om varför inte, får jag bara till svar att det gör man inte, är hon orolig finns det andra läkemedel så som Midazolam och morfin som man sätter in i slutet av livet. – Där är vi inte än, säger jag. Jag argumenterar med läkaren och vi blir nästan osams, det blir nästan som en principsak för läkaren. Efteråt känner jag mig ledsen och maktlös.

Senare ringer jag till PKT och när jag hör Marias vänliga och förstående röst börjar jag gråta. PKT tycker visst att man kan sätta in antidepressiva läkemedel, hon ska ta upp det med deras läkare och jag ska ta upp det med mamma. Efter samtalet med PKT mår jag bättre.

Onsdag 23 mars

Dr Eva Jansson från PKT ringer, vi pratar lite om hur jag uppfattar mamma och sedan föreslår Eva en kortisonkur vilket jag tycket är en bra idé. Då blir mamma piggare och kanske på bättre humör. Eva föreslår också att mamma ska få någon att prata med, t.ex. sjukhuskyrkan. Jag berättar att jag jobbar mycket med diakonen Birgitta och att jag har stort förtroende för henne, jag tror också att mamma skulle gilla henne. Jag ringer och frågar mamma och hon säger ja. Meddelar PKT att mamma sagt ja. En halvtimme senare ringer Birgitta och vill prata lite om mamma och höra när jag tror det passar. Vi kom fram till att imorgon kl. 11 är en bra tid. Jag har nästan svårt att prata om mamma idag, jag börjar bara gråta. Har inte varit hos henne sedan i fredags då jag har varit sjuk och covidtestat mig.

Får ett negativt svar på covidtestet kl. 15 och cyklar direkt till apoteket och löser ut kortisonet och så vidare till mamma efter det. Jag har med mig hennes vårjacka, sätter henne i en rullstol med filt om benen och kör ner till Stureån där vi sitter lite i solen. Klipper mammas fingernaglar samtidigt. Kör runt lite men mamma tycker snabbt att det är för kallt och vi kör tillbaka. Efteråt sitter vi och tittar i hennes danska skvallertidning och pratar. Hon är på bättre humör när jag går vid femtiden.

Nu är det dags för kvällsmat säger jag till mamma och menar på att hon ska gå ut och äta med de andra. Det är ingen mat säger mamma, vi får bara en skorpa. Det vägrar jag att tro på, – Jo det är sant säger hon. Jag går ut och kollar, det ska serveras kalvsylta, rödbetssallad och stekt potatis. – Jaha, säger mamma när jag berättar det, det var första gången man får någon kvällsmat. Vilket jag naturligtvis inte tror på, men i sin förvirring är det så hon upplever det.

Torsdag 24 mars

Ringer mamma vid 10-tiden, hon svarar inte. Ringer personalen och kollar så att hon är uppe och har duschat inför besöket av diakonen. De hälsar att allt är klart, hon är nyduschad, det är renbäddat och hon sitter och läster tidningen.

De berättar också att det blir städning i eftermiddag, det görs varannan vecka. Sedan ringer mamma och bekräftar att hon är nyduschad. Hon har glömt att diakonen ska komma. Mamma säger också att personalen bett henne säga till mig att det behöver köpas tre saker men hon kommer inte ihåg vad. Jag lugnar henne och säger att jag ska fråga personalen.

Fredag 25 mars

Ringer till mamma som låter pigg på rösten, kortisonet har redan gett effekt. Hon upplevde det som väldigt bra och trevligt när diakonen var där i går, men kom inte ihåg vad de pratade om. Eller så vill hon inte berätta det för mig vilket är helt ok. Jag bekräftar att jag kommer på lördag och att vi tar en tur till stan då, vi kan äta lunch där om hon vill.

(Efter att mamma avlidit har jag pratat med diakonen, hon tröstade mig med att säga att mamma sagt att hon var nöjd med sitt liv och mycket stolt över sina barn och barnbarn. Det kändes skönt att höra även om jag visste det.)

Lördag 26 mars

10 grader och sol ute. Sätter mamma i en rullstol, hon har på sig vinterjacka, mössa och filt om benen. Vi går in till centrum, det är bara ca 400 meter. Vi går en runda på stan och tittar lite. Hon kan tänka sig lunch och vill ha pommes frites. Vi går till Brothers och beställer hamburgare, pommes frites och öl. Hon dricker ölen, äter en del pommes och hamburgerköttet samt grönsakerna, brödet är hon inte så förtjust i. Hon är på gott humör och vi har det trevligt, pratar om allt möjligt.

Vi är tillbaka på Kungsgläntan efter ca två timmar i stan. Nu vill mamma sova middag. Möter sjuksköterskan som har hand om mamma, berättar vad vi gjort och att hon nu är mycket piggare och på bättre humör, jag säger att jag gärna vill att hon står kvar på kortisonet. Sjuksköterskan lovar framföra det till PKT vid deras utvärderingssamtal i veckan.

Söndag 27 mars

Hämtar mediciner till mamma på apoteket samt köper deodorant, nagelsax och duschtvål. Lämnar det till mamma som vilar när jag kommer.

Jag lämnar också ett anteckningsblock och skriver i det att personalen kan skriva upp om det är något jag ska fixa eller köpa. Det hjälper inte att de säger det till mamma, hon kommer inte ihåg det. Informerar också personalen som jobbar om att anteckningsboken finns.

Mammas läslampa har gått sönder. Jag ringer till Thomas, han får fixa nya lampor, han ska ändå dit imorgon med lite förlängningssladdar. Ber honom också ta med mammas sängbord från lägenheten. Det är alltid något som ska fixas.

Frågar personalen om hårklippningen, de säger att de kan säga till. Jamen, det har ni sagt i två veckor, säger jag, jag vill gärna att hon kommer. Då kollar en i personalen i ett schema och säger att hårfrisörskan kommer den 8 april. – Bra, kan ni boka in mamma då, säger jag. För säkerhets skull ber jag om hårfrisörskans namn och telefonnummer.

Måndag 28 mars

Jag ringer hårfrisörskan och frågar om klipptid till mamma och då berättar hon att de redan ringt från Kungsgläntan och sagt att det är akut att mamma blir klippt så de har bokat in kl. 08.00 på onsdag.

Så dags är mamma inte vaken, och absolut inte uppe och redo att klippas. Jag avbokar tiden, bokar in den 8 april när hårfrisörskan ändå ska dit samt avtalar med henne att jag lägger ett foto hos mamma på hur hon brukar se ut som nyklippt.

Ringer avdelningen och informerar om ändringen. Får
då reda på att det fortfarande inte fungerar med Sture-
hamnposten, mammas SP kommer med PostNord och
läggs i brevlådan, och den kommer inte varje dag. De
andra boende får sin SP från ett tidningsbud och de läggs
då på ett gemensamt bord.

Ringer Thomas som har ordnat adressändringen och
ber honom kolla upp det.

Torsdag 31 mars

Åker till mamma på förmiddagen, hon skulle precis
lägga sig och vila för hon hade gått fram och tillbaka
på avdelningen för att träna benen. Hon låg på sängen
och jag satt på stolen bredvid. Vi pratade om allt möj-
ligt, hon är inte helt med men ändå ok. Säger att hon
ibland har jätteont i magen och i ryggen. Jag säger att
hon då måste be om mer smärtlindring. – Men jag får ju
så många tabletter, säger hon då. Förklarar igen att det
inte är smärtlindring hon får utan tabletter som ersätter
enzymet som bukspottkörteln normal avger. Det är två
kapslar i samband med varje måltid.

Kollar med personalen om hon fått någon extra Oxy-
Norm, det har hon inte de senaste två dagarna. Det ser
de på sina telefoner, ibland är tekniken bra. Personalen
tycker det är kul att hon är piggare och att hon kommer
ut och äter. Det är mammas favoritpersonal som jobbar,
de är snälla säger mamma och de behandlar mig som en
människa. Personalen är diplomatiska, mamma berättar
för mig hur hon ibland styr upp dom och påtalar när

inte kaffet är varmt eller om de tar för lång tid på sig. De gamla sjukskötersketakterna sitter helt klart i.

Fredag 1 april

Sjuksköterskan från Kungsgläntan ringer och ber mig lösa ut fler OxyNormkapslar, hon pratar in på min telefonsvarare som jag lyssnar av på jobbet. Jag ringer upp avdelningen och ber personalen säga till att hon kan ringa mig igen då de inte lämnar ut direktnummer. Hon ringer efter 10 minuter och jag berättar att jag lämnade en ask OxyNorm där i söndags och såg att de låstes in i skåpet. Jag lämnade också en medicinlista från apoteket så att de kunde se att jag måste ha recept på fler OxyNorm. Hon skulle gå och titta i skåpet igen, hon måste ha missat dem.

Söndag 3 april

Kommer till mamma vid 11-tiden, hon ligger på sängen. Säger att hon har gått fram och tillbaka i korridoren för att träna benen. Jag tror henne, det är likt henne. Hon upprepar också att hon ibland har jätteont i magen och ryggen, när jag än en gång säger att hon måste be om smärtlindring då så vill hon inte det för att hon får så många tabletter. Hon säger att det blir bättre när hon lägger sig. Mamma är ändå på hyfsat okej humör men pratar om att hon undrar hur och när det här ska sluta. Upplever inte att hon är rädd för döden men det är att förlora kontrollen och att ha ont som är det svåra. Många gamla har också i sig att man inte ska ta smärtlindring, det kan vara farligt. Så är det inte så länge man behöver smärtlindringen, det är när man inte har ont och ändå tar smärtlindring som det kan skapa ett beroende.

Måndag 4 april

Sjuksköterskan Maria från PKT ringer. Hon har pratat med sjuksköterskan på Kungsgläntan, de utvärderar mammas kortisondos och nu vill hon höra vad jag tycker. Hon berättar också att mamma har sagt till sjuksköterskan på Kungsgläntan att hon inte vill ha så många tabletter, de hjälper ju ändå inte säger hon. Men det gör de ju! Mamma har t.ex. inte de diarréerna längre som hon hade i början innan hon fick Creonkapslarna, hon förstår heller inte att hon blivit piggare och bättre av kortisonet.

Jag förklarar mammas inställning till tabletter och att hon aldrig har tagit några tidigare. Mamma förstår inte skillnaden på tabletterna trots att jag har förklarat det flera gånger. Jag berättar också hur mycket piggare hon har blivit och att vi har varit på stan och ätit lunch. Förklarar att mamma inte är helt klar, att det hon säger inte alltid hänger ihop.

Vi kommer fram till att vi fortsätter med sex tabletter kortison en vecka till och sedan kan vi gå ner till fyra tabletter och stanna där, det låter rimligt och bra tycker jag. Maria undrar också om jag sett receptet på magsårsmedicinen, Omeprazol? – Ja, säger jag, tack för det, jag har löst ut det. Det behövs eftersom kortison lätt kan ge magsår.

Än en gång – tack och lov för PKT!

Tisdag 5 april

Köper ett nattlinne till mamma då personalen sagt att hon behöver ett till. Lämnar nattlinnet och Omeprazolen, ber personalen meddela sjuksköterskan att jag lämnat mediciner som ska delas i dosetten. Min enda kanal till sjuksköterskan är via personalen på avdelningen. Det visar sig några dagar senare att sjuksköterskan inte fått meddelandet. Mamma är inte på sitt rum utan är inne hos en annan dam som bor på samma avdelning, de sitter och pratar. Jättekul. Bra att hon har någon att prata lite med. Vi går in till mamma och hon berättar att en av hennes väninnor har ringt, hon vill komma och hälsa på, men mamma säger att vi väntar lite. Mamma vill inte ha besök av sina vänner, vill inte att de ska komma och se hur mager hon blivit och att hon är sjuk. – Det räcker att prata i telefon säger mamma.

Jag är där en timme, det känns ändå okej när jag går. Upplever mamma som nästan lite drogpåverkad, vilket hon ju också är. Hon säger att hon känner att »djävulen i magen« har växt. Vilket bra namn på tumören tänker jag. En djävul i magen.

Torsdag 7 april

Mamma ringer till mig på förmiddagen, ett stort plus att hon fixar det. Hon pratar på och låter nästan lite hög av sina mediciner.

Vad hon vill är att personalen sagt att hon behöver en större tvättkorg och en vattenskrapa till golvet i duschen.

Min son Patrik kommer precis när jag pratar med henne och de pratar lite, han ler åt hennes sätt att prata på. Känns bra att hon är lite positiv. Åker till mamma lite senare på dagen med ny tvättkorg och vattenskrapa.

Min bror, Peter, som sköter mammas ekonomi är där, vi stämmer av lite angående det ekonomiska läget och det jag handlar till mamma. Tack och lov är det lugnt, mamma har en okej pension så det är bara att köpa det hon behöver, det känns bra.

Vi har gjort så att jag har mammas kontokort och koden så allt jag köper till henne kan jag betala med kortet. Jag tar också ut lite kontanter så att mamma känner att hon har pengar fast hon inte använder dom.

Åkte inom mammas lägenhet sedan och letade efter påskpynt, hittade det inte men hittar inte heller nyckeln till källarförrådet. Tror att Peter har den, mailade till honom, han skulle kolla.

Fredag 8 april

Mamma har blivit klippt av hårfrisörskan som kommer till Kungsgläntan. Jag frågar personalen om räkningen när jag kommer dit, de visste inget om den och de sa att det brukar hårfrisörskan själv skicka. Okej, tänkte jag, den kommer väl på posten då.

Fem dagar senare tittar jag i mammas medicinskåp för att enligt överenskommelse med sjuksköterskan titta på medicinlistan. Då hittar jag en räkning från hårfrisörskan med ett bankgironummer på! Suck, någon ur personalen har bara låst in den utan att kolla vad det är.

Tar räkningen och betalar direkt. Pinsamt om den inte blev betald nu när frisörskan var så snäll så att hon kom till mammas boende för klippningen.

På helgen är Margareta, Alexandra, Lea och Olle hos mamma. Trevligt. Margareta är mammas svärdotter. Alexandra och Olle är barnbarn och Lea är Alexandras dotter på tre år. De skickar ett foto, på mamma och lilla Lea, och tycker att mamma är pigg och glad samt ser fräsch ut.

Det beror ju visserligen på att mamma är hög på kortison och smärtlindrande samt lite brun i ansiktet för att levern inte fungerar som den ska, men det sa jag inte till dem utan bara höll med.

Måndag 11 april

Sjuksköterskan ringer från Kungsgläntan. OxyContinen, den långtidsverkande smärtstillande medicinen, är nästan slut. Jag berättar att jag lämnade 28 tabletter i förra veckan och mamma får två om dagen, så det borde finnas en del kvar. Men det finns det inte!? Har någon tagit dem?? Jag vill ogärna tro det. Jag ringer PKT och de ordnar nytt recept, vi kommer också överens om att sänka kortisonet från sex till fyra tabletter. PKT ska faxa en ny medicinlista till Kungsgläntan.

När jag kommer till mamma och tittar i medicinskåpet, som personalen låser upp åt mig, ser jag att burken med omeprazol är oöppnad och inte utdelad. Mamma behöver magsårsmedicinen nu när hon får kortison. Jag kontaktar sjuksköterskan som säger att hon inte vet något om detta. Ber henne lägga tabletter i dosetten, även hon inser att det är självklart att mamma ska ha dem.

Är säker på att PKT har faxat medicinlistan där omeprazolen är ordinerad men det fungerar dåligt i kommunen.

Onsdag 13 april.

Hämtar ut OxyContin tabletter, 98 st. och lämnar dem till personalen som låser in dem i mammas medicinskåp, jag passar också på att titta i skåpet för att se om någon mer läkemedel saknas. Ber personalen ringa sjuksköterskan för att OxyContin tabletterna ska föras in i »knarkboken«. Alla narkotiska preparat bokförs i ett litet häfte, eller elektroniskt, där det dokumenteras vem som tar ut dem, vem som får dem, och hur många som är kvar. Det är för att förhindra att någon tillskansar sig dem då de är eftertraktade bland missbrukare. Systemet är inte helt tillförlitligt, det har hänt att personal löser ut tabletter, skriver att det är till den boende men tar tabletterna själva.

Mamma hade fått en korttidsverkande smärtstillande tablett och låg och vilade när jag kom.

Hon hade haft ont och är sur på personalen. De vill ha upp henne tidigt och vill att hon ska tvätta sig innan hon tar medicinerna. Det vill inte mamma och hon berättar att hon sagt till på skarpen att det är hon som bestämmer, vilket ju faktiskt är helt rätt.

Jag passar på att prata med de två som jobbar, de förklarade att de hade svårt att förstå mammas danska och att det var jobbigt när hon blev arg. Jag förklarar för dem igen om mammas diagnos, har berättat och förklarat ang. diagnosen många gånger nu, i omgångar för personalen, de säger sig inte veta något. Berättar också att hon ju var van att klara sig själv. De måste lirka med henne och fråga vad hon vill, vill hon ligga kvar i sängen så får hon det säger jag till dem. Jag påtalar också igen att det är bra om hon får sina morgonmediciner en stund innan hon ska upp så smärtlindringen har börjat verka.

Går sedan ner och pratar med sjuksköterskan om problemet, nu har jag hittat var hon sitter och söker upp henne i stället för att personalen ska vidarebefordra mina meddelanden, vi kommer fram till att vi kan sätta en OxyNormkapsel på sängbordet på kvällen så kan mamma ta den när hon vill utan att fråga/störa personalen. Ska bli spännande att se om det fungerar.

Fredag 15 april

Långfredag.

Besöker mamma, hon ligger och vilar. Extratabletten är i en mugg på sängbordet, jag förklarar att hon får gärna ta den men hon säger att det vill hon inte. – Ta den du, säger hon. Nej tack, säger jag. Vi går en tur inom byggnaden och ner till entrén så hon får se var hon är, hon går med sin rullator.

Påskafton.

Det är fint väder. Efter lunch och vila får mamma på sig vinterjackan och mössan. Jag sätter henne i rullstolen med en filt om benen och kör de 400 metrarna in till centrum. Vi går runt på stan och tittar på påskmarknaden och folklivet. Plötsligt kommer ett par fram och börjar prata med mamma. Det är hennes grannar i bostadsrättsföreningen där hon bott i sex år. De är oroade och frågande om vart hon tagit vägen eftersom de är vana vid att se henne ute både förmiddag och eftermiddag. De brukar se henne gå runt med rullatorn eller sitta på en bänk och titta på folk. Mamma säger bara att hon inte kan gå längre. När hon får frågan om var hon bor och vad som hänt svarar mamma att hon inte vet. Jag förklarar för mannen vad som hänt och var mamma bor, medan frun fortsätter prata med mamma.

Efteråt säger mamma att hon kände igen dem men jag är inte helt säker, hon hörde ju när de förklarade för mig vem de var. När mamma köpt en tidning och ätit en glass går vi tillbaka och plötsligt säger mamma att nu ska hon gå resten av vägen, varpå hon reser sig, tar tag i rullstolen och går med den som stöd. Hon klarar 100 meter sedan måste hon sätta sig igen. – Man måste ju träna, säger hon.

Lämnar henne på sängen med tidningen i handen, hon sover nästan innan jag är utanför dörren.

Tisdag 19 april

Kommer till mamma vid 16-tiden, när jag går in i byggnaden så sitter hon där på en bänk strax innanför ytterdörren. – Oj, säger jag, vad gör du här? – Sitter och tittar på folk och ser om det är någon jag känner, säger hon. Jag har varit ute och gått med rullatorn lite också. – Okej, vad bra, säger jag. – Ja, säger hon, det är väl alltid någon som hjälper mig om jag ramlar. – Det får vi väl ändå hoppas, säger jag, och att du inte bryter något. – Nej men då kanske det kan ta slut det hela, säger hon.

Sedan sitter vi och pratar i trekvart och hon är på gott humör och säger att hon inte har ont någonstans. Efteråt tar hon själv hissen upp till sin avdelning, hon bara skrattar åt mig när jag frågar om hon vet vart hon ska. – Det ordnar sig, säger hon. När jag frågar om personalen vet att hon åkt ner säger hon – Nej, jag bara gick. Okej, säger jag.

De frågade vid inskrivningen om det var okej att hon gick ut själv och jag sa ja absolut, låt henne göra det hon vill. Sa också att de fick vara beredda på att hon går iväg och att det är helt okej att de inte alltid vet var hon är. Frihet är viktigt för mamma.

Fredag 22 april

Det börjar bli vår och varmt ute. Jag hämtar mammas sommarkläder.

Mycket är gammalt och slitet, hon har alltid vägrat att köpa nytt. Det är onödigt har hon alltid sagt.

Jag chansar och köper fyra tunna blusar och ett par byxor till henne och tänker att hon kanske då går med på att behålla något av plaggen. Men nu förvånar hon mig och säger att alla är fina, de behåller jag. – Så bra, säger jag förvånat och håller god min. – Ja, säger hon, de andra tanterna här är alltid så fina och har olika kläder varje dag så jag måste nog också tänka på vad jag tar på mig.

Det är aldrig för sent, tänker jag förvånat.

Mamma har, som så många andra i hennes generation, vuxit upp med att man ska vara sparsam och det har hon alltid varit. Men hon har aldrig varit snål och när det gällt oss barn och sedan barnbarnen så fanns det inga gränser. Vi skulle ha allt som dom inte fick, var mina föräldrars motto då bådas uppväxt präglades av andra världskriget.

Mamma frågar efter Anton, ett av barnbarnen. Han har tidigare varit den som hjälpt henne mest och när hon bodde i huset i Ängsholmen och hade brutit armen var Anton där varje dag. Han var också på sjukhuset när mamma låg där.

Jag valde att skicka ett snällt och frågande sms till honom, och sa att hans farmor saknade honom. Jag erbjöd mig också att gå med honom om han tyckte det var jobbigt att gå dit. Fick svar direkt att han haft mycket på jobbet men ska gå dit när han är ledig om två dagar. Han tyckte det var okej att gå själv.

Mamma berättade sedan glatt om hans besök, hon hade suttit nere vid huvudentrén när han kom och de hade suttit där och pratat.

Onsdag 27 april

Kommer till mamma på eftermiddagen, de sitter och fikar. Mamma berättar att personalen har varit oroliga och nästan skällt lite på henne för att hon varit ute och gått. Då en i personalen kommer förbi tar jag tillfället i akt och säger till henne att det är helt okej att mamma går i väg. – Ja, men tänk om hon inte hittar tillbaka eller om hon ramlar, säger hon från personalen. Hon hade sett mamma gå iväg och varit borta en timme. – Vi har ju ett ansvar, säger hon. – Nej, säger jag, det har ni inte, om mamma går i väg så låt henne gå. – Jaja det är väl inte så farligt, säger mamma, vad kan hända? Jag ska nog hitta tillbaka och blir jag trött så sätter jag mig på rullatorn och vilar. Ramlar jag så är det väl alltid någon som kan hjälpa mig upp, det är ju inte så farligt, säger mamma och skrattar.

Jag håller med henne och förklarar för personalen att så här har hon alltid gjort, hon går iväg och ser var hon hamnar. Hittar hon inte tillbaka så har hon ju ett idband så då kanske någon kan visa henne vägen. Ramlar hon och bryter något så är det ju väldigt tråkigt, men det är värre att sitta inspärrad och inte få gå ut.

Personalen tittar lite chockade på mig, de är nog inte vana vid boendes självständighet och envishet. Jag påpekade också att jag i inskrivningssamtalet sagt att det var ok att mamma var ute själv och gick iväg, hon är sådan sa jag. Och hon är ju inte omyndigförklarad, hon får göra som hon vill.

Senare berättar mamma också att hon sagt till personal – som hon tyckte ville bestämma över henne – att de ska tänka på att här är det hon som hyr in sig och betalar för sig. De jobbar här för att hjälpa henne och är här för hennes skull – hon är inte här för deras. – Helt rätt, sa jag och höll med. Mamma sa att personalen hade blivit helt chockade, de är nog inte vana vid att de boende har en åsikt och vågar framföra den, och det har hon säkert helt rätt i. Jag bara skrattar och hejar på mamma. Bara härja på – det behövs att någon säger vad de tycker och tänker.

Pratar också med sjuksköterskan om nästa covidvaccination, den fjärde eller femte i ordningen, som mamma tackat nej till. Mina bröder och jag vill att hon ska ha den och vi bestämmer en tid så att jag kan vara med om mamma krånglar igen. När jag sedan förklarade för mamma att vi alla tre vill att hon ska ha den så sa hon ok.

PKT har minskat kortisonet, hon får bara två tabletter den här veckan, får se hur det går, jag vill nog inte att det sätts ut helt.

När vi sitter och pratar säger mamma plötsligt att hon funderar hela tiden på om hon ska flytta tillbaka till huset i Ängsholmen. – Men mamma, säger jag, det sålde du för sex år sedan, du har ju en lägenhet i stan. Den kommer hon inte ihåg. – Jag vet att det inte är helt okej här uppe, säger hon och pekar på sitt huvud.

Vi bestämmer att vi ska ta en biltur i morgon, jag ska hämta henne kl. 14.00 så kör vi till Ängsholmen. Kyrkogården där pappa ligger begravd har hon inte nämnt sedan hon blev sjuk.

Torsdag 28 april

Kommer för att hämta mamma, hon har glömt att vi planerat att åka, och är på musikunderhållning. Vi bestämmer oss för att ta bilturen en annan dag.
Tyvärr blev det aldrig av vilket känns tråkigt i dag.

Lördag 30 april

Är hos mamma någon timme på eftermiddagen, vi har trevligt och pratar om lite allt möjligt. Men mamma är fortfarande lite sur på personalen då hon tycker att de vill bestämma över henne. Hon säger ifrån på skarpen till dom och kör ut dom om hon inte vill ha hjälp. Vissa av personalen är väldigt snälla och förstående och behandlar mamma med respekt säger hon, men det finns tyvärr också motsatsen.

Måndag 2 maj

Både Thomas och jag är lediga så vi bestämmer oss för att hämta mamma och ta en fika på stan.
Jag ringer mamma på förmiddagen för att säga till henne, men hon svarar inte. Hon sover när vi kommer men vi väcker henne och går iväg med henne i rullstolen. Hon påpekar att hon inte visste om detta och jag säger att det är för att du inte svarar i telefonen. – Jag var nog ute då, säger hon.
Vi hade en trevlig timme på ett fik och pratade om allt möjligt, mamma åt till och med en nötkaka. Vi berättade för henne att ett städbolag har varit och städat hennes

lägenhet. Hon säger att hon inte minns lägenheten. Vi frågar också om var hon lagt sina ringar då vi inte kan hitta dem, men hon kommer inte ihåg. Senare hittar vi dom gömda i en låda i hennes lägenhet.

Onsdag 4 maj

Kommer till mamma vid 16-tiden, hon sitter nere i entrén och tittar ut. Vi blir sittande där en timme och pratar om allt möjligt och hejar på alla som kommer och går och hade en trevlig stund tillsammans.

Torsdag 5 maj

Sjuksköterskan ringer och säger att mamma har ramlat i badrummet. Enda skadan är ett ytligt sår under ena knät. Jag tackar henne för informationen och försöker ringa mamma men hon svarar inte.

Lördag 7 maj

Äntligen svarar mamma i telefonen, såret under knät är inga problem säger hon. Men hon har ont i magen och har inte velat ta sin extra tablett för personalen säger att det bara finns en till i skåpet. Jag säger att det inte är sant och ber henne ta tabletten direkt medan jag väntar i telefonen. Förklarar återigen för mamma att det finns tabletter och att jag ska prata med personalen.

Mamma beklagar sig över att personalen på avdelningen bara har tid för en äldre man som blivit dålig, de andra boende får sitta och vänta på frukosten då de inte får ta själva. – Först fick vi en smörgås sedan tog det en väldans tid innan kaffet kom och när vi väl fick det var det ljummet, klagar mamma.

Svårt att göra så mycket åt det för min del, men jag ringer personalen efter samtalet och berättar att mamma tagit sin vid behov-tablett och ber dem lägga fram en ny till henne. Jag ber dem kolla i skåpet och visst, där finns tabletter. Mamma har antingen drömt eller missförstått när det gäller antalet tabletter.

Jag säger också till personalen att det inte finns något maxantal när det gäller vid behov-tabletten, har den inte hjälpt inom 40 minuter ska hon ha en till. Personalen blir lite orolig att hon tar för många, men jag förklarar än en gång för dem att det inte är någon fara och att mamma får väldigt lite smärtlindring för sin cancer.

Jag har berättat om mammas sjukdom för personalen, men i och med att det är mycket ny personal så har jag säkert en gång i veckan pratat med dem om mammas cancer och att hon inte har lång tid kvar, att hon ska bara ha det bra och vara smärtlindrad. De tittar misstänksamt på mig när jag säger att hon inte har lång tid kvar, de tycker hon ju ändå är ganska pigg. – Det har inte med det att göra, säger jag. Det är tråkigt att personalen inte har någon som helst kunskap om olika sjukdomar eller vad mammas diagnos innebär.

På måndag ska jag ringa PKT och be dem öka kortisonet, mamma börjar bli deprimerad igen.

Måndag 9 maj

Ringde PKT, pratade med Maria som alltid vet direkt vilka jag och mamma är, och vet precis när det gäller mediciner m.m.

Vi pratar om kortisonet och mammas nedstämdhet. Maria lovar höra med läkaren och återkomma. Hon visste också att mamma ramlade i fredags men att det gick bra. När jag tar upp frågan om smärtlindringen säger Maria att sjuksköterskan på Kungsgläntan sagt att extratabletten på nattduksbordet är borta nästan varje morgon, så då tar ju mamma tydligen den. Jag blir förvånad då jag fått intrycket av att hon aldrig tar den. Jag framför min oro för att det är någon i personalen som tar den. Enligt vad mamma själv säger tar hon den aldrig, hon sover gott hela natten. Det är svårt att bevisa att personalen tar den, samtidigt säger jag att man inte riktigt kan lita på vad mamma säger.

Senare på dagen ringer Maria tillbaka och säger att de höjer kortisonet enligt mitt önskemål och att hon kommer till Kungsgläntan på torsdag då jag är där när mamma ska vaccineras. Då är sjuksköterskan på Kungsgläntan också där så då kan vi prata ihop oss lite. – Låter perfekt, säger jag tacksamt.

Tisdag 10 maj

Tittar in till mamma på förmiddagen. Allt är lugnt, och hon påpekar att hon nu igen får fyra tabletter i det hon dricker. – Helt rätt, säger jag, det är kortisonet.

Torsdag 12 maj

Kommer till mamma strax före 10, hon är nyduschad och ser fräsch ut. Sjuksköterskan Elsa kommer och vaccinerar mamma. – Vad det nu ska vara bra för, säger mamma, sedan tillägger hon att hon är en gammal tant.

Maria från PKT kommer också, henne gillar mamma direkt – hon pratar högt och tydligt direkt till mamma och frågar hur hon trivs, – Halvbra, säger mamma, det är ju ett tråkigt liv att sitta här, jag vill ju egentligen inte bo här.

Mamma säger också att hon inte har ont eller mår illa men har svårt att gå. Hon känner ingen ångest eller oro, – Nej, det har jag som sjömanshustru slutat med för länge sedan, säger hon.

På frågan om det är något annat så säger mamma att hon blev så arg i går kväll. Vid 20.30 ville hon gå ut och få lite frisk luft, det var så fint ute sa hon, men allt var låst och en personal tog tag i hennes arm och drog in henne igen när hon gick mot hissen. Mamma hade blivit arg och sagt att hon satt ju inte i fängelse, men personen gav sig inte, mamma fick gå in på sitt rum igen.

Elsa sa att hon skulle ta upp det med chefen, för naturligtvis får mamma gå ut när hon vill – kanske inte mitt i natten, men på kvällen.

Jag sa igen att självklart, låt mamma gå när hon vill, är det några problem så är det bara att ringa till mig – men det gör de ju inte.

Mamma berättade också att hon numera har koden till ytterdörren (som låses redan kl. 16.00!) för en gång kom hon tillbaka efter det och gick runt huset och bankade på fönstren men det var ingen som släppte in henne. Till sist satte hon sig utanför ytterdörren tills det kom någon som gick ut och då kunde hon gå in.

Elsa tittade förfärad på mig men både jag, Maria och mamma själv skrattade åt det.

Fredag 13 maj – lördag 28 maj

Är hos mamma ungefär varannan dag, det är ganska lugnt just nu.

Hon sitter ofta utanför när jag kommer, tittar på folk och hejar. Vi sitter och pratar en stund och det är trevligt. Hon är inte helt med, men tillräckligt för att man ska kunna föra ett samtal med henne och hon kommer ihåg vad hon läst i tidningen. En förmiddag är hon inte utanför och inte heller på sitt rum, men jag hittar henne på baksidan i en solig hörna där hon sitter och solar med fötterna uppe på rullatorn, det ser härligt ut.

För någon månad sedan lade jag ett anteckningsblock och en penna hos mamma, under medicinskåpet. Jag skrev i den att de, personalen, kan skriva till mig om det är något. Nu har sjuksköterskan äntligen fattat det, och en dag stod det att jag skulle hämta ut Panodil till mamma, jag skrev under att jag sett det, och fixade det. Bra, så behövde hon inte ringa till mig, det blir lättare för sjuksköterskan.

Söndag 29 maj

Mors dag.

Thomas hämtar mamma vid 14-tiden och vi möts på Café Europa, ett lite gammaldags kafé. Vi kunde sitta ute och fika och mamma åt en mazarin. Patrik var också med, det var väldigt trevligt och mamma var glad.

Måndag 30 maj

Var förbi hos mamma på förmiddagen och fyllde på med medicin som nästan tagit slut. Mamma låg och vilade, kände sig yr och mådde inte bra.

Onsdag 1 juni

Mamma skulle varit hemma hos mig och ätit lunch men hon orkade inte sa hon, hon är yr, troligen för att hon tar mer smärtlindring. Pratade med henne i telefon på kvällen, då lät hon piggare.

Det är min födelsedag idag, men det har hon glömt. Jag tar inte illa vid mig, förstår ju att det är hennes sjukdom. Det har aldrig hänt tidigare att hon glömt min eller någon av mina bröders eller barnbarns födelsedagar.

Mamma blir sämre.

Jag är förkyld och hemma från jobbet, har Covidtestat mig. Tur jag inte träffade mamma igår och smittade henne tänker jag.

Vid 11.45 ringer mamma från okänt nummer. Det första hon säger är att hon är sjuk och att hon är på sjukhuset, dit kom hon i natt. När jag frågar varför säger hon att hon ramlade i badrummet och har brutit benet tror hon. Hon vet inte var hon är, har flera gånger frågat om de informerat mig, alla har sagt att det sker automatiskt. Men ingen har ringt mig på de åtta timmar som gått sedan hon ramlade!

Jag fick prata med en personal som berättade var mamma var – på en ortopedavdelning – och vad som hänt. Hon berättar också att mamma kom in till sjukhuset i morse vid 04.30 och att hon varit på röntgen.

Det visar sig att mamma fått en lårbensfraktur och måste opereras. Oklart när, men så snart som möjligt. Det var däremot inte säkert det blev i dag. Jag tackar för informationen och för att de hjälpt mamma att ringa.

Direkt efter samtalet ringde jag upp mammas avdelning på Kungsgläntan och bad att få prata med en av de ordinarie i personalen. Undersköterskan Linda kom till telefonen och att säga att jag var arg, ledsen och besviken är en underdrift!!!

Jag frågade vad som hänt och fick höra att mamma blivit inskickad till sjukhuset kl. 4 i morse och att de utgått från att nattpersonalen ringt mig. Alla tog det för givet.

Jag frågade om de inte hade haft någon överrapportering och då tagit reda på om de anhöriga kontaktats, men Linda hade inte varit där då och hon visste inte vem som tog emot rapport från natten, eller vad som rapporterats. *Varför har de då rapport?* De tänkte inte på att ringa mig och fråga om jag visste att mamma var på sjukhuset.

Jag var fly förbannad, ledsen och påpekade att jag SÅ många gånger bett dem ringa mig så snart det är något, och att de inte får skicka in henne till sjukhuset utan att ringa mig. Självklart skulle hon till sjukhuset när hon ramlat och inte kunde stödja på benet och hade ont. Men jag har fyllt i papper, pratat med personalen många gånger och hela tiden påpekat hur viktigt detta är – ändå är det ingen som tänker på att göra det!

Om jag nu redan hade blivit informerad och personalen ringt igen för att kolla att jag visste, hade det ju bara varit positivt och visat att de bryr sig. Det här visar ju tyvärr bara att ingen bryr sig eller är kompetent till att tänka! Undrade också vad är meningen med att nattpersonalen rapporterar till dagpersonalen då inte informationen går vidare till all personal? Detta, och en del annat, sa jag till henne. Sedan bad jag henne att be sjuksköterskan ringa upp mig. Tio minuter senare ringde sjuksköterskan Elsa, som jag pratat med många gånger och som är ansvarig för mamma. Hon tog också för givet att de ringt mig på natten. Hon tänkte inte heller, så av bara farten fick även hon en utskällning om hur besviken jag var på dem och att det var förnedrande och nonchalant, framför allt mot mamma men också mot mig, att ingen tänkt på att kontakta mig.

Nu var jag verkligen uppe i varv så efter samtalet med

Elsa ringde jag chefen för Kungsgläntan, Lena. Hon fick också en utskällning och hela den här harangen om hur besviken, ledsen och förbannad jag var. Hon lovade att prata med dem som jobbat på natten och se över rutinerna. Jag sa till henne att jag var enormt besviken på att inte ens hon tänkt på att kolla upp om jag blivit informerad. Jag var verkligen superupprörd!!!

Efteråt ringde jag till Thomas som åkte upp till sjukhuset till mamma. Hon var trött men okej och väntade på operation.

Jag hade ju varit tvungen att covidtesta mig i och med att jag var förkyld, och varken kunde eller fick åka till sjukhuset.

På kvällen ringde de från sjukhuset och berättar att mamma kommer att bli opererad under kvällen om det inte kommer in något mer akut. Jag tackade dem för att de ringde och kände mig lugn.

Mamma blev opererad på natten vid 23-tiden och låg postoperativt på IVA där mina kollegor hade hand om henne, inga problem där.

Fredag 3 juni

Thomas åker till avdelningen på förmiddagen, mamma har varit uppe och gått lite. Planen är att hon ska tillbaka till Kungsgläntan i eftermiddag. Jag ringer och kollar så att de vet om det, och det gjorde de och vid 16-tiden är mamma tillbaka på Kungsgläntan.

Jag har nu fått ett negativt covidsvar och cyklar genast till Kungsgläntan.

När jag kommer dit är personalen lite upprörda och tycker att det är för tidigt för mamma att komma tillbaka. Kunde hon inte fått stanna på sjukhuset över helgen menar de på. Nej, säger jag hon har det mycket bättre här. Där låg hon återigen på en 3-sal mellan två oroliga män och det var ingen som hade tid med henne. Personalen som jobbade idag uttrycker också oro för hur mamma ska tas om hand nu när hon är opererad för mindre än ett dygn sedan. – Är det ingen som visat er hur man tar upp en patient som opererats för en lårbensfraktur, undrar jag, det är ju en vanlig operation på äldre personer?

Men nej personalen vet inte hur de ska göra.

Jag visar dem, tar en personal som får vara patient och visar på henne hur de ska ta upp, hur de ska hålla det opererade benet för att det ska göra minst ont och hur de ska få upp henne för att sitta och stå. Jag förklarar också att det är viktigt att hon kommer upp och rör sig för nu är det ökad risk för blodpropp och lunginflammation om man blir sängliggande.

Personalen tackar för demonstrationen och jag ber dem berätta vidare till sina kollegor, men det händer naturligtvis inte. Jag får upprepa den här informationen och visa hur man gör åtskilliga gånger under helgen, ingen av de som jobbade under helgen visste hur man gjorde!

Mamma sover så djupt att jag inte väcker henne, andningen ser ok ut även om hon har lite sömnapnéer men det får vara. Att hon sover tyder ju på att hon inte har ont.

Jag kollar inte läkemedelslistan, sjuksköterskan har ändå slutat för dagen och det finns ingen att prata med om den, utan tänker att medicinlistan måste de ju ha koll på vad gäller ökad smärtlindring i och med operationen. Mamma kan ju inte vara den första som bryter lårbenet och kommer tillbaka nyopererad. Men det skulle visa sig att där hade jag fel!

Mamma ringer kl. 8.00 på morgonen och gråter, säger att hon är sjuk och har så ont att hon inte vet vad hon ska göra, hon vill att jag ska komma.

Jag pratar med personalen som först ber om ursäkt för att de ringer, – Nej det är jättebra att ni ringer, säger jag, det kan ni alltid göra!

Jag ber dem låta mamma ligga kvar i sängen och ge henne en extra OxyNormkapsel. – Men hon fick en i natt, säger de.

– Det har ingen betydelse säger jag och de ger efter viss tvekan mamma en kapsel smärtlindring till.

Jag tar en snabb dusch och fixar te och en macka till frukost som jag tar med mig. En halvtimme efter att mamma ringt var jag hos henne, hon ligger i sängen, är ledsen och har fortfarande lite ont trots att hon fick Oxy-Norm för 30 minuter sedan. Jag ser till att hon får ytterligare en kapsel, lugnar personalens oro över att hon får för mycket smärtstillande med att jag kommer vara kvar ett tag och har koll på mamma. Jag ser till att hon ligger bra, jag avlastar det nyopererade benet och höjer ryggen på sängen lite grand så att hon inte ligger plant. Hjälper henne att dricka ett glas mjölk, äta vill hon inte. Tittar efter en pep flöjt (som man andas i för att vidga lungorna och motverkar lunginflammation) men det finns ingen. Typiskt Ortopedkliniken att inte skicka med en sådan. Mamma får vila i väntan på att kapseln ska börja verka och hon inte har så ont.

Ber personalen kontakta sjuksköterskan som är i tjänst inom kommunen på helgen. Det gör de, och meddelar att hon kommer så snart hon kan. Mamma är nu lugn och har somnat. Jag sätter mig i hennes TV fåtölj och äter min frukost och läser tidningen.

Efter ca en timme kommer en ung sjuksköterska som jobbar inom hela kommunen – så hon har hand om ett stort område nu på helgen. Hon vet inget om mamma, för att hon ska spara tid och slippa gå in och läsa i mammas journal som säkert inte är uppdaterad, informerar jag henne snabbt om bakgrunden, mammas diagnos, vad som hänt och vad jag skulle vilja att hon gör. Jag vill att hon ökar mammas grundmedicinering, just nu har hon fortfarande 5 mg OxyContin depå (långtidsverkande) morgon och kväll, det har hon haft länge, vilket bety-der att hon inte har någon extra smärtlindring för sitt nyopererade ben.

Jag informerar henne också om vilka mediciner mamma står på. Sjuksköterskan söker läkaren som är distriktsjour för att få bekräftat att det är ok att öka OxyContinen. Inom en timme kommer hon tillbaka och har fått det bekräftat. Hon delar medicinen i dosetten samt informe-rar personalen om den ökade dosen morgon och kväll.

Då hittar vi plötsligt en ny medicinlista i skåpet som vi inte sett innan, den är utskriven från Ortopedkliniken och där står OxyContin depå vid två tillfällen, lite svårt att förstå.

Ortopedkliniken har ett grundrecept på b.la 5 mg långtidsverkande OxyContin som alla som opererats för en lårbensfraktur får. Det receptet lägger de in i medicinlistan. De tittar inte på tidigare mediciner, därför står det 5 mg långtidsverkande på två ställen. Så har de gjort istället för att öka dosen till 10 mg. Det var luddigt formulerat, och den sjuksköterska som delat dosetten har antingen inte sett det eller missförstått det. Jag vet inte om sjuksköterskan på Kungsgläntan varit hos mamma sedan hon kom tillbaka från operationen. Jag hade inte en tanke på att kontrollera medicinlistan i går, för mig var det självklart att smärtlindringen ökats i och med operationen. Det var den ju i och för sig - men på ett sätt som missförståtts.

Sjuksköterskan från kommunen som förstått att jag också är sjuksköterska, tackar för hjälpen och informationen angående mamma så att det hela gick snabbt. Jag tackar henne för hjälpen, hon gjorde ett bra jobb och det sa jag. Sjuksköterskan sa också att hon skulle skicka ett meddelande till Elsa, den vanliga sjuksköterskan så att hon blir informerad om vad som hänt och vad som ändrats, det ser Elsa när hon kommer till jobbet säger sjuksköterskan. Perfekt, tack! sa jag.

Om hon skickar meddelandet vet jag inte, men det kommer att visa sig att Elsa inte har läst det.

Nu har jag också fått i mamma en smörgås, ett glas mjölk och en kopp te. Jag måste kissa, säger mamma, du hinner inte upp, säger jag, du måste tyvärr kissa i blöjan, vilket hon gör men jag ser på henne att hon tycker det känns förnedrande.

Vid lunchtid är det lugnt och jag åker hem. Åker tillbaka på eftermiddagen, även då är det lugnt, mamma har ätit lunch och sovit. Jag ser till att hon ringer till sin syster i Danmark och berättar vad som hänt. Hör på mammas lite sluddriga sätt att prata att det nog inte är mycket som systern förstår, men de hör åtminstone varandras röster.

Åter igen visar jag för den personal som jobbar hur de ska sköta mamma och hålla benet för att det inte ska göra så ont.

Söndag 5 juni

Kommer till mamma på förmiddagen, hon sover men är lättväckt. Hon ser ganska pigg ut men hon har inte varit uppe, de har skött henne i sängen. Planen är att hon ska upp i eftermiddag.

Jag frågar personalen om de vet hur de ska göra för att stödja det opererade benet när de ska ta upp henne ur sängen. Det vet de inte så jag visar ännu en gång på en ur personalen.

Nu har jag visat samtlig personal på dag och kvällspassen hela helgen, ingen har vetat hur de ska göra eller – enligt dem själva – någonsin blivit visade hur de ska hjälpa en nyopererad boende som fått en lårbensfraktur.

Har också förklarat att de ska ge en vid behovs-smärtlindring ca 30 min innan de hjälper upp mamma.

Mamma sover när jag kommer på eftermiddagen. Pratar med personalen, hon har varit uppe säger de och hon har ätit samt fått en extra OxyNorm på förmiddagen.

När hon vaknat och kommit upp – jag fick ännu en gång hjälpa till och visa personalen hur de skulle göra – hjälpte jag henne att fika med te och bakelse som hon bara åt två skedar av. Hon fick också en extra OxyNorm, och jag såg till att det även låg en i hennes kopp för att ha vid behov.

Jag förklarar igen att det är bra om mamma får en OxyNorm en halvtimme innan de tar upp henne så gör det mindre ont.

Sjuksköterskan Elsa ringer och när hon hör att jag är hos mamma kommer hon upp, hon har några frågor om mammas medicindosett som hon har delat i dag och sett att ordinationslistan på dosetten är ändrad. Hon undrar om det är jag som har ändrat den. Hon tycker nog att jag lägger mig i för mycket och nu är måttet rågat om jag gått in och ändrat på medicinlistan – vilket jag inte har tillåtelse till. Det vet jag och det skulle jag heller aldrig göra (jag tänker att så dum är jag inte, vilket liv det skulle bli om jag gjorde det!). Jag säger att det inte är jag utan berättar om vad som hänt i helgen och att kommundistriktsköterskan i tjänst ringt distriktsjouren, och att det är hon som gjort ändringar utifrån ordinationerna i lördags. Jag säger också att hon lovade att hon skulle skicka meddelande till Elsa om vad som hänt och gjorts. Det har Elsa inte läst och hon ser ganska förvånad ut. Nu var klockan 16.15 på måndagen och Elsa som jobbat hela dagen visste fortfarande inget om vad som hänt.

Jag visade också medicinlistan från Ortopedkliniken och hur svårtydd den var. Vi kom överens om att jag kontaktar PKT i morgon och ber dem faxa en ny medicinlista, idag är det helgdag eftersom det är Nationaldagen.

Under tiden som jag pratade med Elsa ute i avdelningens kök hjälpte personalen mamma upp på toaletten. Den undersköterska som jag skällt på i torsdags och Elsa som jag också skällde på var plötsligt båda i köket med mig. Jag tar tillfället i akt och säger att beträffande vårt samtal i torsdags så är det utagerat och klart för min del, nu går vi vidare. Jag frågar också om de har något de vill ta upp angående detta, men det har de inte. Jag berättade också för dem att jag pratat med chefen för Kungsgläntan.

När jag kom in igen satt mamma i sin TV-stol, vi pratade lite och tittade på TV:n. Kvällsmaten fick hon på rummet, det såg inte så aptitligt ut och mamma grimaserade lite, men jag bad henne att i alla fall smakade på det, och då sa hon lite förvånat att det faktiskt var gott och det slutade med att hon åt upp allt. Tur att jag var där annars hade hon nog inte gett det en chans.

Det märks att mamma är drogad av smärtlindringen,

hon har noll koll och ställer konstiga frågor som t ex Vem betalar för allt detta? – Det gör du, säger jag. – Jaha, men är det nu något som måste köpas, undrar hon. – Inte som jag kan komma på, säger jag, men jag fixar om det är något du vill ha. – Ja, jag vet inget, säger hon.

Sedan frågar hon plötsligt, hur ska jag nu göra för att komma ut och gå igen? – Då ska du träna så här, säger jag och visar henne en informationsbroschyr från Ortopedkliniken om vad de gjort och hur man kan träna sig igång igen. Hon börjar genast göra rörelserna och kämpar på. Känns okej när jag går därifrån vid 18-tiden.

Tisdag 7 juni

Ringer PKT kl. 8.15. Pratar med Maria, min kontaktsjuksköterska. Hon har jobbat i 15 minuter och är redan uppdaterad om vad som hänt, har sett att mamma legat inne och nu är tillbaka på Kungsgläntan. Jag berättar om medicinlistan, hon tar fram den i datorn och ser direkt vad jag menar. Hon lovar fixa ändringarna så att den långtidsverkande smärtlindringen ökas och att vid behov-smärtlindringen inte har ett maxantal. Sedan faxar hon en ny medicinlista till Elsa.

Samtalet tog fem minuter och det kändes så bra efteråt. Jag vet allvarligt talat inte hur jag hade klarat detta utan PKT.

Jag är hos mamma nästan varje dag den kommande veckan.

Det går framåt, hon får träna med hjälp av sjukgymnast och hon kommer upp och kan gå ett par steg men
sitter sedan i rullstol.

Benen bär henne inte säger hon och är mycket upprörd
över detta. – De kan flyga till månen, säger hon, men de
kan inte fixa mina ben så att jag kan gå igen! – Nej, säger
jag halvt på skämt, de är utslitna så mycket som du gått
i dina dagar. Hon tittar trotsigt på mig och säger – Men
det går jag inte med på!

Och vad svarar man på det?

Lördag 11 juni

Det är fint väder och jag kör mamma i rullstolen ner till
Stureån där vi sitter och tittar på båtarna och folk som
går förbi. Vi småpratar och det är trevligt, hon är på bra
humör, även om hon häromdagen sa att hon önskar att
det tog slut. När hon inte kan gå ut själv så är det inget
kul att leva tycker hon.

Att gå ut och gå har varit hennes sätt att ladda batterierna och hämta styrka, nu kan hon inte det.

Tisdag 14 juni

Hämtar ut medicin, OxyCodon och OxyNorm, och
lämnar till sjuksköterskan för att de ska bokföras. Är
hos mamma i 10 minuter, allt är lugnt.

Jag ska jobba.

Torsdag 16 juni

Kör ut med mamma i rullstolen på eftermiddagen, vi sitter och pratar och allt är bra.

En av dagarna när jag kör med mamma i rullstol ner till Štureån så ser jag sjukhuschefen och regiondirektören gå 25 meter framför mig. Jag har jobbat med dem båda och känner dem lite grand. Tyvärr går de lite för snabbt och är inbegripna i ett samtal, hade de vänt sig om hade jag nog stoppat dem och börjat berätta om mamma och min önskan om ett riktigt hospis där patienter i palliativ vård kan bo med personal som kan och förstår deras diagnoser.

Det känns fel så som mamma bor nu där personalen inte har någon kunskap eller förståelse för hur sjuk hon är.

När jag säger att hon bara har en kort tid kvar att leva tittar de helt oförstående på mig.

Söndag 19 juni

Kommer till mamma efter jobbet, hon är helt i upplösningstillstånd även om hon sitter och fikar med de andra. Jag kör henne ut i parken och frågar om vad det är. Hon upplever att de låser henne inne, hon får fullständig panik på natten när hon vaknar och behöver gå på toaletten men hon kan inte komma upp för att grindarna på sängen är uppe. Hon säger att hon slår på grinden och ropar efter personalen, hon ringer på larmet men de mi-

nuterna det tar tills de kommer är för lång tid, och hon
kissar i blöjan – vilket är okej för den håller tätt men det
förstår hon inte mitt i natten. På natten är de bara 4-5
personal på åtta avdelningar med totalt 64 som bor där,
så det kan ju ta ett tag innan de svarar på en ringning
om de är hos någon annan boende.

Det hjälper inte att jag säger det, mamma säger att hon
vet det men på natten när hon är yrvaken och kissnödig
glömmer hon det. Mamma gråter och säger att så här
kan hon inte ha det. När jag förklarar att om inte grinden
är uppe så går hon upp reflexmässigt och då ramlar hon
och kanske bryter benet igen eller armen. – Lika bra det,
säger mamma, så kanske jag dör för det är det jag vill, så
här kan jag inte ha det.

Vi pratar vidare om hur vi ska lösa det och jag frågar
om hon kan tänka sig en urinkateter? Ja, det kunde vara
en bra lösning, säger hon.

Jag har aldrig sett mamma så här tidigare och nästan
aldrig sett henne gråta.

När jag kommer upp på avdelningen igen frågar jag
personalen, som i dag var några av de mamma gillar, om
hur natten var, de säger att hon vaknar, tar av sig blöjan,
skriker och slår i grinden och är helt okontaktbar. Har
det varit så länge frågar jag men det är det som vanligt
ingen som vet. Ingen har gjort något åt det, berättat det
för mig eller för sjuksköterskan, de bara konstaterar att
så är det.

När jag pratar med mamma och hon sitter i rullstolen
ser jag också att hennes underben och fötter är väldigt

svullna. Det har de varit ett tag, säger mamma, men det har inte synts när jag har långbyxor. Nu hade hon tunnare sommarbyxor och då syntes det.

Men personalen måste ju ha sett att benen blivit svullna när de hjälper henne av och på med kläderna!? Men ingen har sagt eller gjort något åt det.

Måndag 20 juni

Pratar med en kompis som är sjuksköterska inom en annan kommun. Jag berättar om hur det är och han håller med om att en kateter är det enda rätta. Ringer sedan till PKT och diskuterar med Maria, min underbara kontaktperson, förklarar problemet samt säger att mamma har väldigt svullna fötter och underben, hon skulle behöva vätskedrivande. Jag har dessutom beställt stödstrumpor till henne. Jag understryker att jag väldigt gärna vill att vi provar med kateter, går det inte så är det ju bara att ta bort den igen.

Efter en timme ringer Maria upp mig, hon har pratat med doktorn och det är helt ok med en kateter. Hon har redan ringt sjuksköterskan på Kungsgläntan. Det finns också ett recept på vätskedrivande.

Ett par timmar senare cyklar jag ner till stan, köper nya skor till mamma då hon inte kan få på sig de gamla p.g.a. sina svullna fötter, samt hämtar ut de vätskedrivande tabletterna.

Går in till sjuksköterskan Elsa när jag kommer till Kungsgläntan, hon säger att hon inte har tid att sätta katetern i dag då hon är ensam sjuksköterska på de 64 personer som bor på där. Hon ska försöka hinna i morgon. Jag säger att det är ok att hon inte hinner i dag men i morgon måste den sättas, hinner hon inte får hon ta hjälp av en kollega eller hitta en undersköterska som har delegering att sätta kateter. Jag säger också att hon ju inte får sätta in vätskedrivande förrän mamma har fått katetern, det håller hon med om. Hon börjar med en förklaring men jag säger att jag inte ska ta upp hennes tid så hon behöver inte förklara för mig.

Jag går upp till mamma och berättar för henne vad planen är och hon tycker det låter bra. Skorna som är anpassade för äldre och lätta att sätta på passar och funkar så det var ju bra. Tur att mamma inte frågade vad de kostade, då hade hon inte velat ha dom utan tyckt att det var slöseri.

Men hade hon frågat hade jag halverat priset!

Tisdag 21 juni

Kommer till mamma vid 16.30 hon sitter vid mat- och fikabordet i köket med tre andra boende och en personal. Ja, här har vi suttit och pratat sedan kaffet klockan tre, säger de. Så trevligt, säger jag och sätter mig också och pratar lite med dem.

Det är ingen nybyggd avdelning mamma är på och det finns inte mycket gemensamma ytor förutom runt matbordet i det stora köket. Det finns visserligen också en större yta med en stor soffa, två sköna fåtöljer och ett soffbord framför en stor TV precis när man kommer in på avdelningen. Tanken var nog att de boende kunde sitta där tillsammans på kvällen och titta på TV, men jag har bara sett personalen sitta där, de har sina väskor, datorer, telefoner och fika där så hela soffbordet är belamrat. Å andra sida är det enda personalrummet på en helt annan våning så dit kan de bara gå när de är på rast.

Mamma är positiv, hon har fått urinkatetern och det kändes inte alls. Jag frågade om de tog stygnen efter operationen samtidigt men det hade de inte gjort. Okej, säger jag för de skulle nog ut runt den 20 juni.

Jag pratade med Elsa om det i förra veckan och hon sa att hon hade koll på det.

Torsdag 23 juni – tisdag 5 juli

Mamma säger att stygnen är tagna. Så bra, säger jag. När jag tittar på mammas säng upptäcker jag att där inte längre finns någon bäddmadrass – lakanet ligger direkt på en skumgummiliknande madrass. När jag frågar mamma om det vet hon inget.

Jag öppnar garderobsdörrarna och i en av garderoberna – där mamma har sina jackor – ligger bäddmadrassen. En stank av urin slår emot mig och jag drar upprörd fram madrassen, det är en stor urinfläck på den, en fjärdedel av madrassen är nedfläckad. Detta har troligen hänt förra veckan då mamma var upprörd och orolig en natt, innan hon fick urinkatetern. Ingen har sagt något till mig!

Men att lägga en nerkissad bäddmadrass i skåpet bland kläderna!?! Hur tänker man då? Tänker inte alls, skulle jag vilja påstå.

Jag frågar personalen som naturligtvis inte vet något, som vanligt, men som erbjuder sig att kasta madrassen.

– Ja tack, säger jag.

Ringer min bror och ber honom hämta en bäddmadrass i mammas lägenhet. Det gör han dagen efter.

När jag kommer till mamma igen tre dagar senare ligger den nya bäddmadrassen i skåpet... Den är ren men ingen har lagt den på sängen. När Thomas kom med bäddmadrassen på fredagen låg mamma i sängen. Han bad då personalen att lägga på madrassen när mamma var uppe, vilket de lovade göra. Men det var det i slutändan ingen som gjorde utan den hamnade i garderoben.

Jag bäddade om sängen och suckar än en gång över det faktum att ingen tänker eller har vanligt sunt förnuft.

Undrar hur den personal tänkte som la den i garderoben? De måste ju ha sett att det inte var någon bäddmadrass på sängen! Naturligtvis var det som vanligt ingen som visste något om varför det gjorts eller vem som gjort det.

Nu när det är sommar tar jag alltid ut mamma när jag är där, hon sitter i rullstolen och vi kör ut ofta ner till Stureån där jag sitter på en bänk bredvid hennes rullstol och så tittar vi på folk och båtar och småpratar. Hon är ganska klar i sin analys av personalen och vi tycker samma sak om de olika personerna.

Vissa är snälla och duktiga, även om de inte kan så mycket så bryr de sig och det är nästan det viktigaste.

Vissa är hårda, som mamma säger, och rycker och sliter i de boende och bryr sig inte. – De är de värsta, säger mamma. Vi är båda av samma uppfattning om vem som är vem.

Sedan finns det dem som vill och menar väl men det blir ändå fel pga. en kulturkrock. En ung tjej som mamma gillar förutom att hon tilltalar mamma med Madame. Det är säkert för henne ett fint sätt att visa respekt. För mamma, med sin danska bakgrund, så är det ett skällsord. Madame sa man i mammas ungdom om »käringen som inte var klok« som ett skällsord. Jag försöker förklara för mamma vad den unga tjejen menar men mamma ger sig inte, hon gillar det inte. Senare försöker jag också förklara för den unga tjejen hur mamma tolkar ordet madame men då bara skrattar hon och säger att men så är det inte. Nej, men det är så för mamma, säger jag. Den unga tjejen slutar inte säga madame, hon förstår inte hur det kan vara ett skällsord. Lika lite som mamma vägrar förstå att ordet används av respekt!

En dag är mamma ledsen för att det gör så ont när personalen tar upp henne, då de rycker i hennes armar. Trots att hon säger att de inte får så gör de det ändå och säger att det går snabbt. – Men du har ju ett midjebälte med handtag som de ska använda, säger jag (jag har sett det ligga bredvid hennes säng nu ett tag, och tog för givet att det användes). – Det vet jag inget om, säger mamma.

Mamma säger också att hon får två olika glas med dryck på morgonen som innehåller mediciner, hon vet inte vad det är. Jag vet bara om kortisonet som blandas med vatten. När jag går hem ber jag personalen att säga till sjuksköterskan Elsa att hon ska ringa till mig.

Två dagar senare har hon inte ringt.

Då går jag förbi hennes kontor och lägger en lapp i brevlådan om att hon ska ringa mig. Hon står på tavlan som tjänstgörande så hon har inte semester.

En vecka senare har hon fortfarande inte ringt...

Onsdag 6 juli

Söker upp Elsa på eftermiddagen eftersom hon ännu inte ringt upp mig. Hon får nästan panik i blicken när hon ser mig och säger att hon tänkte precis på mig och att hon skulle ringa. Jag säger att jag förstår att hon har mycket att göra. Hon frågar vad jag ville prata om och jag berättar då att mamma har ont i armarna när de drar i henne och jag frågar Elsa hur jag ska göra för att förhindra att de drar i mamma och i stället använder bältet.

Det kommer visa sig att mamma kommer att få lida för att jag klagat till Elsa.

Elsa ringer direkt upp till avdelningen fast jag försöker stoppa henne för att säga att det inte är någon idé. Hon ringer ändå, och naturligtvis säger de att de använder bältet. En timme senare ser jag på när de ska hjälpa upp mamma från stolen med hjälp av bältet, bältet är då sönder och de lyckas inte använda det. – Men jag har använt det tidigare i dag säger personalen. – På vem då säger mamma, inte på mig i alla fall.

Jag lagar bältet hjälpligt så att det går att använda.

Jag pratar också med Elsa om mediciner och hon säger
att det behövs Betapred/kortisonet, samt att hon sagt till
personalen att de inte ska meddela henne – utan i stället
prata med mig – när det behöver köpas något. – Ja, säger
jag, jag har försökt säga att de ska skriva på blocket som
jag lagt där men det är sällan de gör det.

Under hela samtalet ger Elsa ett stressat intryck och kas-
tar hela tiden en blick på klockan, så efter mindre än tio
minuter går jag. Då har jag avbrutit Elsa när hon skulle
förklara för mig att om patienten står på morfinliknande
preparat behövs ofta något för att det inte ska bli stopp i
magen. Det är en av de drycker mamma får på morgo-
nen. Innan hon kommit en halv mening avbröt jag och
sa att det vet jag, det behöver du inte förklara (hon *vet*
att jag också är sjuksköterska).

Fotvård har blivit ett återkommande problem. Mamma
har ännu inte fått någon fotvård fast jag bad dem boka
det direkt när hon flyttade in. Då jag nu har frågat flera
gånger utan resultat, gav jag upp och bokade själv.
    När jag sedan är på avdelningen så säger jag till en
personal att jag bokat fotvård till mamma.
    – Men, säger en i personalen, det brukar jag göra, jag
visste inte att din mamma ville ha fotvård.
    Jag nämner att jag har sagt till att mamma behöver
fotvård minst fyra gånger sedan mamma kom dit – varje
gång har personalen sagt att det kan vi boka, inga pro-
blem, vi skriver upp det. Det hjälper inte att skriva upp
det säger jag, det har ni gjort flera gånger men det händer
ju inget.

Av en slump ringde jag i förmiddags till den fotvårdsspecialist som brukar vara på Kungsgläntan och hon berättade att hon var där regelbundet – senast förra veckan, men det var ingen som sa något om mamma. Nu tar det fyra veckor innan det blir fotvård nästa gång.

Om det nu finns en i personalen som ansvarar för att boka fotvård, varför får jag inte veta det när jag ber dem boka? När de sedan erbjuder sig att boka så informeras inte den person som är ansvarig för det. Noll kommunikation har genomsyrat hela vistelsen.

Mamma var ovanligt förvirrad i dag, hon pratade om temuggar från huset i Ängsholmen som hon ville ge bort, och om mina bröders före detta flickvänner.

Jag bytte samtalsämne, men sedan frågade hon om någon som bott i Ängsholmen och jag berättar att hon lever ju inte längre, det är flera år sedan hon dog. – Kan inte jag också få dö, säger mamma då. – Det är inget man bestämmer över själv, säger jag.

Lördag 9 juli

Jag kommer till Kungsgläntan efter deras eftermiddagsfika mamma ser ledsen ut fast hon sitter vid fikabordet och pratar med de andra. En undersköterska, Emelie, är där också. Hon blänger på mig och hälsar inte. Mamma vill in på rummet och väl där inne berättar hon att när denna Emelie skulle ta upp mamma i dag så sträckte mamma sig efter henne för att ta tag lite i henne för att kunna dra sig upp. Då lägger Emelie armarna bakom ryggen och säger att – Nej du har klagat till din dotter att vi drar dig i armarna så nu kan vi inte hjälpa dig utan du får dra dig upp själv.

Mamma var ledsen och sa att det gör ju inte ont om *hon* tar tag i dem eller något annat, det gör ont när personalen tar tag i *hennes* armar. Men denna Emelie bara snäste av henne. Suck, vad ska jag göra sa jag och ångrade nästan att jag tagit upp det med sjuksköterskan, – Inget, säger mamma, det går inte att göra något, den där Emelie är en tuffing som gör precis som hon själv vill.

När jag gick vände Emelie ryggen åt mig och svarade inte på mitt hej då.

Som boende och anhörig är man maktlös inför personal som inte vill väl. Jag valde att inte konfrontera denna Emelie just då. Jag är definitivt inte konflikträdd, och skulle lätt kunnat ifrågasätta hennes beteende, hennes attityd och totala brist på respekt för de boende. Men det hade inte gjort det bättre för mamma – snarare tvärtom med tanke på den empatilösa behandling hon fått av Emelie tidigare.

Det finns en viss typ av människor som definitivt inte ska arbeta inom vården!

Måndag 11 juli

Mamma är orolig och förvirrad, pratar om att det gör ont på benet när katetern läcker. Försöker få henne att förstå att katetern inte läcker, men det hävdar hon envist att den gör. Det känner jag ju, säger hon.

Då förstår jag att hon har urinvägsinfektion, och jag försöker få tag på sjuksköterskan som inte är kvar. Jag lämnar meddelande till henne med tanke på att det är rond nästa dag, så att hon kan ta upp det då. Inget händer, hon ringer inte tillbaka.

Personalen tycker att urinen i påsen är klar så då kan det inte vara urinvägsinfektion säger de. – Jo då, säger jag, det kan det visst vara.
Inget händer förrän onsdag.

Onsdag 13 juli

Mamma fyller 89 år.

Sjuksköterskan Elsa ringer på förmiddagen, hon har varit sjuk i två dagar. Nu har hon har tagit en urinsticka, som var positiv, men det är den ju alltid när de har kateter säger hon. – Spelar ingen roll, säger jag, jag vill att mamma får antibiotika hon har alla tecken på urinvägsinfektion. Hon är förvirrad och har ont när det kommer urin i katetern. Elsa lovar ringa jouren.

Har sedan tidigare pratat med en i personalen som både mamma och jag gillar och som jobbar i dag om att mamma fyller år i dag, jag har hängt fram kläderna hon ska ha på sig och bett om att hon ska duscha. Jag ringer ändå personalen och påminner dem om detta. Jag kommer dit vid 14-tiden med Patrik och Amanda. Vi har bokat ett rum där vi dukar upp med fika, glasstårta och blommor. Thomas med familj kommer också. Mamma ser bra ut, är lite förvirrad men glad att hon är omgiven av barn och barnbarn. Vi fikar, äter glasstårta och pratar. Alla har trevligt. Samtidigt lyckas jag hitta Elsa som bekräftar att hon väntar på att bli uppringd av läkaren, som visar sig vara vår gamla bekant dr Stenson.

Torsdag 14 juli

Elsa ringer och meddelar att mamma är satt på antibiotika, hon har redan fått första tabletten eftersom boendet hade medicinen hemma.
Jag hämtar ändå ut antibiotikan och lämnar till Elsa så att det säkert finns där.

Fredag 15 juli

Mamma ringer mig på eftermiddagen, det har inte hänt på länge! Hon pratar och är ganska adekvat, och berättar också att katetern slutat läcka.
Så snabbt hjälpte antibiotikan!
Jag kan inte låta bli att fundera över hur det hade blivit om

jag inte reagerat på symptomen på urinvägsinfektion. Hade mamma då bara fått vara förvirrad och ha ont? Hade man gett henne smärtlindrande eller lugnande?

Personalen reagerade ju inte, men hade de kanske gjort det så småningom? Och hur lång tid hade det tagit?

Vem vet?

Måndag 18 juli

Jag har varit bortrest över helgen.

När jag kommer till mamma pratar vi lite och hon undrar varför det aldrig kommer någon läkare och ser till henne.

Det är svårt att förklara att det är så sjukvården fungerar. En läkare var där och träffade henne när hon kom till Kungsgläntan, sedan dess har ingen varit där.

Jag säger att jag har kontakt med läkare via PKT även om jag inte har pratat med dem så många gånger utan det går via sjuksköterskan.

Sedan hjälper jag mamma att ringa till sin syster och när de pratar går jag.

Det blir några varma men blåsiga dagar i juli och mamma vill inte gå ut, hon sitter mest och tittar på TV och läser tidningar.

En dag träffar jag Peter, min bror, hos mamma och vi börjar prata om att sälja hennes lägenhet. Mamma är med på det, hon inser att hon aldrig kommer att bo där igen.

Vi delar upp arbetet, och de saker vi vill ha, vi är helt

146

överens, känns bra. Barnbarnen får också veta att de kan gå dit och se om de vill ha något.

Fredag 22 juli

Har börjat jobba igen efter semestern.

Kommer till mamma på fredagen, hon är ledsen och säger att någon som tränar med henne, troligen sjukgymnasten – mamma vet inte, har varit där och var besviken över att mamma inte tränat så att hon kan gå igen efter sin fraktur. Jag menade på att mamma måste ha missförstått sjukgymnasten. Anledningen till att mamma inte kan gå är hennes sjukdom och mediciner som gör henne trött och orkeslös, det har inget med frakturen att göra även om frakturen har gjort att hon inte kunnat hålla igång som hon gjorde innan. Jag försökte få mamma att glömma det och få henne att förstå att hon är duktig på att själv ta sig fram i rullstolen.

Funderar efteråt på om det kan vara så att sjukgymnasten inte vet om mammas diagnos och att hon är palliativ. Jag vet ju inte, men de sjukgymnaster jag träffat är alltid pålästa och kunniga så det skulle förvåna mig.

Ingen av de som jobbar på boendet idag vet något om sjukgymnasten, vilket inte förvånar mig, och jag släpper det. Kan ju också vara så att det är någon på boendet som plötsligt fått för sig att de ska träna med mamma.

Vecka 30, 25-31 juli

Är hos mamma efter jobbet ett par gånger, det fungerar bra med katetern nu. Mamma tycker det är en lättnad att inte vakna på natten.

Vi har också börjat tömma hennes lägenhet.

På fredagen efter jobbet tar jag mamma i rullstolen och vi går in till stan. Hon äter en korv med bröd på torget, det brukade hon göra tidigare när hon gick med rullatorn till stan. Sedan tar vi en glass. Vi sitter och tittar på folk och småpratar. Plötsligt berättar hon att hon bråkade med personalen igår. – Vad har nu hänt, säger jag. De är inte snälla mot en annan boende tycker mamma. Den andra boende, som också är en äldre dam, är nästan blind och när hon vill ha hjälp att hitta vid matbordet tycker mamma att de snäser av henne och säger att 'jag har ju sagt att skeden ligger där jämte tallriken' osv. – Det har pågått ett tag säger mamma, men det är bara vissa som inte är hjälpsamma. Så nu hade mamma sagt till dem att 'så säger man inte till en äldre nästan blind dam, man hjälper henne naturligtvis utan syrliga kommentarer'.

Då hade de tittat förvånat och irriterat på mamma men blivit trevligare. – Bra gjort, sa jag.

Helt otroligt och skrämmande att någon som jobbar på ett äldreboende kan tilltala en nästan blind boende så nedvärderande och kränkande.

Torsdag 4 augusti

Kommer till mamma på torsdagen och upptäcker att hon har stora förband på båda underbenen. – Vad har hänt, säger jag förskräckt.

Det var tydligen någon ny personal som skulle ta av mamma stödstrumporna, det är blixtlås längs sidorna på dem, och hon från personalen var för hårdhänt och snabb så huden följde med. – Men vad hände då, frågade jag. De kallade på sjuksköterskan och chefen, sa mamma, sedan blev det omlagt av sjuksköterskan.

Nu kan mamma inte ha stödstrumporna, så fötterna och benen är svullna igen.

Ingen har ringt till mig om detta och det är ingen idé att bråka nu, det är nästan bara sommarvikarier på avdelningen.

Jag förbereder mamma och personalen på att i morgon, fredag, kommer äntligen fotvårdsspecialisten som ska göra fotvård på mamma, hon kommer kl 10.00. Jag lägger även en lapp vid mammas säng om det. Mamma har ännu inte fått fotvård.

Fredag 5 augusti

Vid niotiden ringer fotvårdsspecialisten till mig och säger att hon är sjuk, vi avtalar ny tid den 26 augusti, innan dess kan hon inte.

Jag ringer avdelningen och meddelar personalen om av-
bokning och ändrad tid.

På kvällen ringer mamma till mig och frågar hur det är
med mig då personalen sagt att jag inte kommer för att
jag är sjuk. Jag förklarar för mamma att det inte var jag
som var sjuk utan fotvårdsspecialisten som är sjuk. –
Jaha, säger mamma, de sa att det var du.

Måndag 8 augusti

När jag kommer till mamma på förmiddagen märker jag
att allt inte är ok, hon pratar om att katetern läcker och
att det gör ont när hon kissar. Påtalar för personalen att
sjuksköterskan nog ska titta på det, och att hon kanske
behöver antibiotika igen. Personalen lovar kontakta sjuk-
sköterskan men inget händer.

Onsdag 10 augusti

Är hos mamma och hon har mer ont när hon kissar
och börjar bli förvirrad. Plötsligt ringer en sjuksköter-
ska, Alice, och presenterar sig som vikarie och säger
att personalen har pratat om att mamma har urin-
vägsinfektion. Jag säger att jag är hos mamma just
nu och Alice kommer upp. – Varför tror du att hon
har urinvägsinfektion, säger hon, och menar på att
hon känner ingen lukt. Jag räknar upp symtom som
bl.a. förvirring, att hon känner när urinen kommer i

katetern som de för övrigt har spolat flera gånger men den läcker.

Alice är tveksam men hon har ju inte träffat mamma tidigare. Jag blir lite irriterad och berättar att jag varit sjuksköterska i många år och känner min mamma. – Hon var så här för en månad sedan också och blev bra med antibiotika, säger jag.

Alice säger att hon ska kontakta distriktsläkaren och återkomma. På eftermiddagen ringer hon mig och säger att läkaren, gissa vem, vill ha en urinodling innan han sätter in antibiotika. Urinodlingen ska tas på morgonurinen så det blir i morgon bitti säger Alice. Samma kväll ringer mamma mig vid 19-tiden och är väldigt ledsen, gråter och är förvirrad för att det gör så ont när urinen kommer och att det små rinner hela tiden säger hon. Jag säger att hon måste ju säga till personalen. – Sådant pratar jag väl inte med dem om, säger mamma. Jag pratar lite med henne och säger att jag kommer nästa dag. Sedan ringer jag personalen och ber dem ge henne en extra smärtstillande tablett och lägga henne i säng. Jag hoppas de gör det, mamma ringer inte igen.

Torsdag 11 augusti

Åker till mamma på förmiddagen och kommer samtidigt som sjuksköterskan Alice tar odlingen. Jag ber henne att hon ska försöka skynda på doktorn så att antibiotika sätts in i dag, och berättar att mamma ringde i går kväll och var väldigt ledsen och hade ont.

När Alice har gått förklarar jag för mamma att de tagit en odling och nu väntar vi på att doktorn sätter in antibiotika. Nu klarnar mamma till och tittar på mig och ber mig hämta hennes necessär. Där tar hon fram en Ciproxintablett som är en antibiotikatablett mot framförallt urinvägsinfektion. – Den är kanske lite gammal, säger hon, men vad gör det, och så tar hon tabletten. Heja mamma, gammal sjuksköterska som hon är.

På eftermiddagen ringer Alice och meddelar att doktorn vill vänta på odlingssvar innan han sätter in antibiotika, jag blir upprörd och ifrågasätter det starkt men Alice kan inte göra något. Hon ringer så sent att jag inte heller kan göra något. Mamma ringer inte på kvällen och klagar på smärta så tabletten verkade fortfarande men hon har inte fler.

Tyvärr är det vår gamle favorit dr Stenson som är den distriktsläkare som Alice varit i kontakt med. Han tycker uppenbarligen att en palliativ patient som redan levt nästa 8 månader med en cancerdiagnos ska vänta på ett odlingssvar innan det sätts in antibiotika, trots att hon har klara symtom och så ont att hon gråter.

Vad är det för vård? Var är empatin? Var är den individuella vården?

Det är naturligtvis helt korrekt att vänta på ett odlingssvar enligt de rekommendationer som finns när man sätter in antibiotika. På en ung tidigare frisk person så är det självklart att göra så. Men inte på en äldre patient i livets slutskede!

Fredag 12 augusti

Jag ringer distriktssjuksköterskan på vårdcentralen mamma tillhör, jag är ledsen och upprörd över att mamma inte blivit insatt på antibiotika i väntan på provsvar. Jag ber dem meddela läkaren. Jag blir inte förvånad när jag hör att det är dr Stenson som är inblandad! Jag kräver att hon får antibiotika idag. Jag berättar igen att mamma har så ont så att hon gråter och att behandlingen inte kan vänta över helgen. Ringer sedan till PKT. De håller med om att det är onödigt att vänta när hon har sådana symtom, men de kan inte göra så mycket när redan en läkare än involverad.

Vid lunchtid ringer Alice och säger att läkaren har satt in antibiotika i en vecka. Jag hämtar medicinen med en gång och lämnar det till sjuksköterskan på Kungsgläntan. Mamma har klart haft effekt av tabletten hon tog själv. Hon mår redan bättre men jag håller tyst om den lilla detaljen.

Hur kommer det sig att en läkare är ovillig att ändra ett beslut eller diagnos en annan läkare har ställt? Jag frågar en kompis som är läkare och får till svar att läkarkåren är enligt tradition självständiga och prestigefyllda, att ändra en kollegas ordination kan leda till en konflikt där de inte alltid har patientens bästa i åtanke.

Lördag 13 augusti

Förbi hos mamma på förmiddagen, hon är fortfarande trött och hängig samt pratar osammanhängande. Vi sitter ute, hon i rullstolen och jag på en bänk och pratar lite så att hon får lite frisk luft. Mamma pratar om att hon vill att det ska ta slut detta helvete, hon tittar på mig och frågar om jag inte kan hjälpa henne med det. Jag svarar att det vet du att även om jag skulle kunna så kan jag naturligtvis inte göra det då hamnar jag i fängelse. Nej det är ju inte bra säger mamma och suckar.

Måndag 15 augusti

Mamma är lite bättre men inte bra. Pratar om att hon vill ha ett slut på det hela. Benen är svullna, hon har sår på dem och hon tycker inget är roligt när hon inte kan gå. Fotvård har hon ännu inte fått.

Jag påminner mamma om att nu ska hon snart få barnbarnsbarn, nummer två. Alexandra ska ju få en flicka till vilken dag som helst, säger jag. Då ler mamma lite.

Tisdag 16 augusti

Nu mår mamma bra och symtomen på urinvägsinfektion är borta. Hon har också fått ny urinkateter.

Nu är problemet istället benen, som är svullna och blå,

samt att hela hon snart är full av blåmärken och att hon är öm i hela kroppen när man rör henne. Det är vanligt att man får blåmärken och skör hud när man går på kortison, vilket jag förklarar för henne – och som hon egentligen vet.

Det är tydligt att hon för länge sedan lämnat över allt praktiskt till mig.

Jag säger att jag ska ringa PKT och diskutera problemet med dem.

Om mamma inte tillhört PKT hur skulle jag då ha gjort? Kontaktat sjuksköterskan på boendet som i sin tur kontaktat distriktsläkaren som inte är, vad jag upplever, speciellt intresserad av mamma.

Torsdag 18 augusti

Ringer PKT och pratar med dem om mammas smärta vid beröring, och att hon är så blå på armar och ben. Hon har skör hud, vilket troligen är p.g.a. kortisonet. Jag frågar om de har något förslag när det gäller smärtan samt att jag funderar på om vi inte ska sätta ut kortisonet, det gör nästan mer skada än nytta just nu.

Sjuksköterskan Lina lovar ta upp det med läkaren och återkomma under dagen. Hon ringer tillbaka och säger att det är kort om tid i dag, och om det går bra att hon återkommer i morgon fredag i stället. Helt ok och tack, säger jag. Lina sa också att de på PKT pratat om att det var länge sedan de gjorde besök hos mamma, – Ni är

välkomna, säger jag, men jag vill gärna vara med också
då mamma uppfattar saker lite dåligt.
Lina lovar återkomma om det också.

Åker till mamma vid 18-tiden på kvällen, hon vill ut,
och vi sätter oss ute under ett träd då det börjar småregna. Mamma pratar på, något osammanhängande, om
smärtan när de tar av och på stödstrumporna, och att de
på morgonen bara drar av henne täcket när personalen
tycker att hon ska upp, fast hon sover.
Hon säger också att det gör ont när personalen tar i
henne men de bryr sig inte. – Ja ja, det får man räkna
med, säger de enligt mamma.

*Jag tror henne när hon säger så om personalen utifrån mina
erfarenheter av dem, alla är inte oempatiska och hårdhänta,
men tillräckligt många för att det inte ska kännas bra.*

Mamma blandar ihop det hon säger, och när jag försöker
förtydliga så hänger hon inte med. Sammantaget så klagar
hon på allt, mer än hon har gjort tidigare. Hon säger också
att hon vill att det ska ta slut, detta är ett helvete säger hon.
Till slut börjar jag gråta och frågar vad jag ska göra, jag försöker ju göra det så bra som möjligt, säger jag. – Det vet jag
och det gör du, säger hon. Hon säger sig också förstå att det
är svårt att lämna sin mamma på ett sådant här ställe men
det finns inget att göra åt det. Det finns inte något som är
bättre, alla äldreboende är ungefär lika dåliga säger hon.

Sedan säger mamma att hon tycker att jag ska tänka på
mig själv och att jag inte behöver komma så ofta – jag

är där 3-4 gånger i veckan. – Okej, säger jag, nu ska jag jobba hela helgen och kommer inte förrän på tisdag igen.

Samtidigt förstår jag ju att hon inte har lång tid kvar, och jag vill vara där så mycket jag kan. Mina bröder kommer ungefär en gång i veckan och det är ju bra.

Fredag 19 augusti

Lina från PKT ringer tillbaka som hon lovade dagen före, deras förslag är att försöka minska OxyContin dosen från 10 till 5 mg två gånger per dag. OxyContin dosen höjdes från 5 till 10 mg efter lårbensfrakturen och där har hon ju inte ont längre. En för hög dos kan ibland ge just de beröringssmärtor som mamma har.

Det visste jag inte, och det visade sig stämma. Beröringssmärtan minskade betydligt.

PKT tyckte också att det vore en bra idé att fasa ut kortisonet. De kommer att faxa en ny medicinlista till Kungsgläntan, men väntar med det till på måndag, så det inte blir rörigt och då risk för fel över helgen. Vi bokade också in ett besök på torsdag i nästa vecka. Tack och lov för PKT! Jag hade inte orkat med detta utan dem.

Helgen är lugn såtillvida att jag inte hör något från mamma. Thomas är där på söndagen och rapporterar att allt var som vanligt, men att mamma, säger att det är ett helvete att leva så här.

Tisdag 23 augusti

Är hos mamma, det är ganska lugnt, hon sitter uppe och
har stödstrumporna på. Jag frågar om vi ska åka ut lite
men de vill hon inte. Jag har löst ut 5 mg OxyContin
som jag ger till sjuksköterskan Elsa. Vi pratar om att vi
ses på torsdag när PKT kommer, Elsa kommer också att
vara där då.

Torsdag 25 augusti

Kl. 6 ringer de från Kungsgläntan och säger att mamma
är sämre, hon har andningsuppehåll och de kan inte
väcka henne. Men klockan är ju 6, säger jag och tänker
att hon sover väl? Varför ska ni väcka henne nu undrar
jag, men säger inget. Ja, säger hon som ringer, men det
står att vi får ringa dygnet runt och jag tänkte att om du
vill träffa henne så är det nu. – Jag kommer direkt, säger
jag, tar en snabb dusch och klär på mig. Då ringer de
tillbaka och ursäktar sig, nu är mamma vaken och pigg,
de gjorde en felbedömning. – Det gör inget försäkrade
jag henne, jag är bara glad för att du ringde – hellre en
gång för mycket! Tusen tack för att du ringde du gör ett
bra jobb, sa jag till henne och bad henne hälsa mamma
att jag kommer om några timmar.

Det verkar som någon information äntligen nått fram,
eller att det helt enkelt är någon som äntligen läser den
information som jag förmodar finns antecknad.

Kommer till mamma vid 9.30 i god tid innan PKT kommer. Hon sitter uppe och vänsterbenet är lindat och ser svullet ut. Mamma vet inte vad som hänt. Jag frågar personalen och då säger en av dem att de inte satte på stödstrumporna dagen innan för att benen var svullna(!). Jag suckar högt och säger att det är ju just därför hon ska ha strumporna.

Elsa säger sedan att hon har skrivit en avvikelse på detta samt sagt till personalen att de inte får ta ett sådant beslut utan att ringa henne först. Nu är det stora vätskande blåsor på mammas vänstra underben.

Jag frågar mamma om hon fortfarande har ont i armarna när man tar i henne? – Nej det är bättre, säger hon. Fantastiskt då har det hjälpt att minska OxyContin dosen!

Kl. 10 kommer Dr Mikael Adamsson och sjuksköterskan Maria från PKT, Maria har ju träffat mamma tidigare. De sitter båda mittemot mamma och pratar högt och tydligt, mamma hänger med och kvicknar till. Läkaren pratar mest och frågar hur mamma har det, hur hon upplever det, hur det är på natten, sover hon, drömmar, oro, är hon leden, osv. Han frågar om smärta, om maten, aktiviteter, vad hon gjort tidigare i livet m.m. Mamma hänger med på det mesta, bara ett par gånger behöver jag förtydliga frågan. Mamma pratar om att hon längtar hem till sin mor på gården – det är 60 år sedan den såldes och 50 år sedan hennes mor dog. Mamma inser det säger hon. Anledningen till att hon är ledsen på natten, vaknar och gråter är hela den här situationen, men hon vaknar inte lika ofta sedan hon fick katetern säger hon. Mamma vill inte vara där, hon vill ut och gå, och åka hem till sitt eget hem. Samtidigt inser hon att det aldrig kommer att bli så igen. Mamma pratar också lite om sin make, min pappa, som dog i Alzheimers för sju år sedan.

Doktorn tar också upp frågan om mamma är rädd för att dö? Det är hon inte säger hon, men hon är rädd för smärtan. Doktorn lovar henne att hon inte kommer ha ont, hon kommer att få både smärtlindrande och lugnande i den mängd som behövs när det närmar sig. Mamma blev väldigt lugn av att höra det och kände sig trygg. Dr Adamsson gav också ett lugnt och tryggt intryck som betydde mycket för mamma och gjorde henne lugn.

Han summerar ändå med att hon är ledsen, inte deprimerad, och att det är bäst att inte sätta in något antidepressivt – och mamma håller med om det. Elsa ska istället prata med chefen som ska ta ett samtal med personalen om att det vore bra om de kunde sitta och trösta mamma lite på natten när hon är ledsen och försöka leda bort tankarna på något annat.

Efter en timme summerar doktorn med mig och mamma och vi är helt överens om hur vi ska gå vidare. Det blir fortsatt symtomatisk behandling, mamma ska ha det så bra som möjligt. Får hon ont efter att vi sänkt OxyContin dosen så höjer vi den igen, samt att personalen ska ge en snabbverkande OxyNorm en halvtimme innan omvårdnad.

Det kändes väldigt bra efteråt och mamma var mycket nöjd.

Under mötet med PKT hade det även kommit fram åsikter om personalen. Alla var inte snälla sa mamma, en del behandlar henne som en människa men inte alla, en del är också väldigt hårdhänta och när mamma säger att det gör ont så säger de bara att 'ja ja det går snabbt'. Både mamma och jag kan namnge vissa som definitivt inte borde jobba där.

Elsa hörde detta och föreslog ett möte med mig och chefen på boendet, doktorn tyckte det var bra för så ska det naturligtvis inte vara.

Så, lite oförberett – men tack och lov hade jag min anteckningsbok med mig där jag antecknat stödord för det som hänt sedan mamma blev sjuk – så hamnade jag hos chefen för Kungsgläntan, Lena Nilsson.

Jag berättade om olika händelser; som den ner kissade bäddmadrassen i klädskåpet, hårdhänta tag i armarna, nonchalans över när mamma sa att det gjorde ont, att de påstår sig använda hjälpmedel som sedan visade sig vara trasiga, att inget man säger går vidare till någon annan, att de inte förstår mammas sjukdom, att jag har många gånger förklarat och hållit föreläsningar för dem om hennes diagnos, och hur hon skulle skötas när hon hade opererat lårbenet, att det var stor skillnad på olika personal och att de unga nya utländska tjejerna nästan var de bästa för att de var försiktiga och snälla, de bryr sig och behandlar mamma med respekt, även om de inte har direkta kunskaper om omvårdnad men det är det ju bara ett fåtal som har. Ingen av personalen har kunskap om sjukdomar, inga av de jag träffat på i alla fall.

Jag nämnde också bokningen av fotvård som jag försökt få till sedan i mars månad och som nu äntligen kommer att bli av imorgon.

Sedan har vi ju också det här med stödstrumporna som är ett kapitel för sig... Personalen har inte satt på dem för att benet var svullet till följd av att det kom blåsor som läckte serös vätska från benen. Sjuksköterskan hade nu skrivit en avvikelse på det då de inte har följt hennes ordinationer.

Chefen blev förfärad och erbjöd sig att prata med de som är värst. Nej, säger jag, det hjälper inte, det kan kanske t o m göra det värre! Arbetsledning och utbildning är vad som gäller, det finns ingen med kunskap som leder arbetet på avdelningen, var och en som jobbar där gör som de vill i stort sett.

Jag gjorde mitt bästa för att prata lugnt och inte för anklagande, men med tanke på allt jag sa så utmålade jag ju henne egentligen som en mindre bra arbetsledare/chef. Hon tog det lugnt och försäkrade att naturligtvis skulle hon ta upp och åtgärda det som inte var bra, för så ska det inte vara. Jag tänkte för mig själv att det kommer tyvärr inte att hända något, du är troligen alldeles för rädd för att stöta dig med personalen. Frågan är också vilket stöd chefen hade från sin chef? Det är mångas fel att det var som det var på avdelningen.

Och jag kommer heller inte att märka någon förändring under den korta tid mamma är kvar på boendet.

Det är med besvikelse jag tänker på en artikel i Dagens Nyheter om att år 2020 och 2021 fick äldrevården i Sverige sammanlagt 3,7 miljarder kronor för utbildning och kompetenshöjning av personalen inom äldrevården – mindre än hälften av de pengarna användes resten skickades tillbaka. Varför användes de inte?

Fredag 26 augusti

En av de undersköterskorna, hon som jag skällde på när de inte hade ringt om att mamma kommit på sjukhuset, och som mamma upplever som hårdhänt ringer mig kl 9. Hon tycker att vi ska avboka fotvården för att mamma är trött och orkar inte. Jag går nästan upp i limningen och förklarar mycket tydligt att mamma ska ha fotvård, det kan hon hälsa henne från mig om hon inte vill, för nu har vi väntat på den så länge.

Jag förklarar med eftertryck att hon inte får avboka fotvården.
   Några dagar senare får jag reda på från sjuksköterskan Elsa att de varit på både henne och Kungsgläntans chef om att fotvården skulle avbokas. Tack och lov hade de båda också sagt nej.

Jag vågar inte tänka på vad som hänt om de avbokat utan mitt godkännande, eller om jag inte nämnt mammas väntan på fotvård för chefen dagen innan, då kanske hon gått på personalens linje.

Jag förstår än i dag inte varför de ville avboka fotvården.

Jag cyklade för säkerhets skull ner till mamma, på vägen dit ringer samma undersköterska och säger att fotvårdsspecialisten inte kommit, hon är nu 20 minuter sen. – Jag är på väg, säger jag.

När jag kommer dit sitter mamma uppe, hon är som vanligt och tycker att det är bra att fotvården ska bli av. En stund senare kommer fotvårdsspecialisten – vi hade blandat ihop tiderna. Fotvården blev gjord och det gick bra.

Såret på mammas vänstra underben rann så att det var vätska på golvet, det kom en personal och la om det efter fotvården. Jag hjälpte personalen med att få mamma i säng och höjde underben och förklarade, igen, att det är viktigt att underbenen ligger högt för att minska svullnaden.

Jag har ända sedan mammas ben svullnat sagt att det inte är bra att hon sitter med benen neråt, lägg upp dom på fotpallen säger jag, men nej det gör de inte. Inte heller har det gått fram att man kan höja fotändan på sängen för att minska svullnaden. Hjälpte mamma med lunchen innan jag åkte hem.

Senare kunde min bror glädja mamma med att Alexandra fött en välskapt flicka och att allt gått bra. Nu har hon två barnbarnsbarn. Thomas åker förbi och visar bilder på sin telefon och mamma blir glad, det är detta hon väntat på.

Söndag 28 augusti

Kommer till mamma vid 16-tiden, hon sitter uppe och jag föreslår att vi ska köra ut lite men hon vill inte för att hon har ont i rumpan av att sitta säger hon.

Jag frågar personalen hur länge hon suttit uppe med benen neråt? – Sedan i förmiddags, säger de, hon ville inte lägga sig efter maten. Jag säger irriterat att hon alltid vilar efter maten, det har hon gjort i hela sitt liv och det står tydligt i informationen jag lämnat om henne. Och hennes ben tål ju dessutom inte att hon sitter upp så länge, de blir så svullna då! Men som vanligt är det ingen som vet något, och de rycker bara på axlarna.

Sedan säger personalen att de väntar på kommundistriktsköterskan som ska komma och lägga om benet. – Men då är det väl bra om mamma lägger sig, säger jag. – Men jag är ensam just nu och kan inte göra det själv, säger personalen. – Jag hjälper till, säger jag och vi får mamma i säng.

Jag lägger kuddar och blöjor under benen på mamma som somnar nästan direkt. Jag ser då att det kommit en blåsa även på höger underben efter att hon suttit uppe så länge.

Tisdag 30 augusti

Mamma ligger i sängen när jag kommer på eftermiddagen, hon vill inte upp, hon är mycket trött. Jag säger att hon får ligga kvar och att hon bara ska ha det bra.

Sitter hos henne någon timme, hon pratar inte mycket. Men då vi tittar på bilderna på mammas två barnbarnsbarn som Alexandra skickat till mig, blir hon lite piggare och tycker de är söta.

Det märks tydligt att mamma har blivit lugnare efter samtalet med doktorn från PKT, det känns som att hon har bestämt sig för att nu är det slut och nu vågar hon släppa taget. Hon vet att hon inte kommer att få ont, och hon vet att Alexandra har fått sitt andra barn och att allt är bra.

Jag informerar Elsa om den nya blåsan på mammas högerben och hon berättar att hon redan skrivit en avvikelse på detta.

Elsa suckar lite uppgivet och förklarar att hon har problem med att få personalen att göra som hon säger, att de ofta gör annat än vad hon ordinerar, det är inte heller ovanligt att de går emot doktorns ordinationer säger hon!

Vi pratar lite om det, och funderar över hur vi ska få ordning på det. Jag förstår också på Elsa att chefen inte är till mycket hjälp då hon inte alltid stödjer sjuksköterskorna utan tar övrig personals parti för att få så lite jobb som möjligt. Avvikelser är enda sättet för då måste MAS:en (den medicinskt ansvariga sjuksköterskan i kommunen) ta tag i det. Jag lovar att se vad jag kan göra och framför mitt stöd till Elsa som jag börjar gilla mer och mer.

Jag tänker och hoppas då att denna bok som jag redan börjat skriva ska lyfta problemet med okunnig och outbildad personal på äldreboende som inte har någon arbetsledning utan gör som de vill.

Onsdag 31 augusti

Mamma sover nästan hela tiden, hon dricker lite vatten men vill inte ha mat.

Jag är där på eftermiddagen, Thomas kommer också och vi sitter och pratar lite. Plötsligt tittar mamma upp och säger – Varför sitter ni här, har ni ingen familj att åka hem till? Typiskt henne, att hon inte vill att vi ska ge upp våra liv för henne.

Det visar sig senare vara det sista hon säger till oss. Hon kämpar inte längre, hon vill att det ska ta slut. Vi åker hem.

Torsdag 1 september

Sjuksköterskan Elsa ringer på morgonen och säger att mamma är sämre, hon är knappt kontaktbar och kan inte ta mediciner.

Jag säger att jag kommer, jag sjukskriver mig och cyklar sedan dit.

Mamma sover djupt, hon tar stora djupa andetag men har uppehåll ibland beroende på att tungan ramlar bakåt, men sedan andas hon djupt igen. Jag höjer lite under huvudet så andas hon bättre.

Ser också till att hon läggs lite på sidan med höjd huvudända för att underlätta hennes andning.

Jag åker hem och äter mitt på dagen, men sitter sedan kvar tills nattvaket, en personal som bara ska vara hos mamma, kommer 21.30. Thomas har varit här lite till och från. Vi kunde se att mamma reagerade på att vi satt och pratade, men hon sa inget.

Fredag 2 september

Peter är hos mamma på förmiddagen. Jag kommer vid lunch och sitter ett par timmar tills Thomas kommer, då åker jag hem en stund. Kommer tillbaka på eftermiddagen och stannar till nattvaket kommer.

Mamma får morfin och midazolam regelbundet, hon är

inte kontaktbar men tar djupa andetag och är varm. Jag fuktar hennes mun med lite vatten ett par gånger i timmen, sitter sedan och lyssnar på en ljudbok på danska så mamma hör danskan också. Känns bra att bara vara där. Personalen lämnar mig i fred vilket jag tycker är skönt, de kommer bara när det ska göras något eller när jag ber om det. Jag har med mig egen fika.

Thomas berättade senare att när han var där själv och hade militärkläder på sig i och med att han är militär, så var det en i personalen som kom in och började prata med honom om hans jobb och sa att hon funderade på att söka en militär utbildning. Thomas tyckte det var störande att inför sin döende mamma sitta och prata med en främmande person om sitt jobb. Han ville också helst sitta där själv och bara vara ifred med tankar och känslor. Till sist hade han bett henne gå. – Bra, sa jag. Det är typiskt viss personal att de ska prata med anhöriga när de sitter och vakar. Jag brukar säga på jobbet att naturligtvis ska man hälsa, vara tillmötesgående och svara på frågor, men annars bara prata med anhöriga om de inleder samtalet. Låt dem vara ifred om de visar att det är vad de vill.

Lördag 3 september

Kommer till mamma vid 10-tiden, alla tre som arbetar – två personal och en som går bredvid för att lära sig – sitter i soffan på avdelningen och tittar i sina datorer, en av dem är en undersköterska som mamma tycker är hårdhänt och inte snäll.

Dörren in till mammas rum är öppen men ingen är därinne, nattvaket gick kl. 7.00 Jag tittar på deras dokumentation som ligger på bordet i mammas rum där det dokumenteras vad som görs som t ex att fukta munnen, vändning och smärtstillande. Jag ser att hon hade fått smärtstillande på natten och återigen vid 8.30 på morgonen. Hon var inte vänd sedan kl. 4.00.

Jag gick ut och påtalade detta och frågade om de inte hade tvättat och vänt henne nu på morgonen. De svävade lite på målet, följde med in och tittade på listan och sa att det hade de nog glömt att skriva upp. Vilket var en uppenbar lögn.
— Men det står att hon lades på vänster sida kl. 4.00 och hon ligger på vänster sida nu, säger jag.

De ursäktade sig och började genast sköta om henne, när de var nästan klara upptäckte jag att nattlinnet mamma har på sig har hon haft i tre dagar. Jag plockade fram ett nytt och hjälpte till att byta det. Mamma ojar sig lite när man sköter om henne.
Det är väl ändå själva faan att man ska behöva påpeka att hon ska skötas om och vändas! Vad hade hänt, eller inte hänt, om inte jag kommit? Hade mamma då bara fått ligga utan att de vände och skötte om henne?

Sjuksköterskan från kommunen kommer vid lunchtid och ger mamma mer smärtstillande och en timme senare hjälpte jag personalen att vända henne. Avtalade med kommundistriktssköterskan att hon skulle komma tillbaka senare på eftermiddagen om hon inte hörde något annat. Hon tyckte det var bra att vi hade en liten plan men att den naturligtvis kunde ändras vid behov.

Sedan cyklade jag en tur och åt lunch. Personalen lovade att vara inne hos mamma då de just över lunchen hade tre personers bemanning. När jag kom tillbaka vid 14.30 var det någon inne hos henne. Jag fick en kopp kaffe och sedan satt jag och lyssnade på en ljudbok på danska för att mamma också skulle höra. Hon fick mer smärtstillande vid 16.30. Vid 18-tiden kom Thomas och vi satt och pratade lite, sedan cyklade jag hem, han skulle stanna tills nattvaket kom.

Nattvaket kom inte. Thomas stannade till kl. 23 då de lyckats få tag på samma nattvak som redan suttit där två nätter.

Söndag 4 september

Kom till mamma vid 9-tiden, en personal satt inne hos henne och hon var vänd strax innan. Hon hade fått smärtlindring vid 8-tiden. Mamma såg mer blå och insjunken ut i dag och reagerade inte på något.

Thomas ringde och berättade vad som hänt kvällen innan, jag gick och pratade med personalen och de försäkrade mig om att de hade pratat med den som skulle komma i kväll och att det var ok.

Satt och läste och lyssnade på min ljudbok samtidigt som jag höll mamma i handen. Gjorde munvård på mamma regelbundet, men nu med gel då hon inte svalde vattnet. Tog en kort lunch vid 13-tiden då personalen var där. Hon fick smärtstillande var fjärde timme, lugnande behövdes inte.

Patrik kom en stund på eftermiddagen och vid 18-tiden kom Thomas. Vi satt och pratade en stund om allt möjligt. Vid 19-tiden cyklade jag hem då allt var lugnt.

Thomas hade varit kvar till 21.45 när nattvaket kom.

Kl. 22.07 ringde de till mig och berättade att mamma var död.

Jag hade lagt mig men gick genast upp, ringde Thomas som blev förvånad då allt hade varit lugnt när han åkte hem. Nu åkte han också tillbaka. Jag ringde Patrik som följde med mig tillbaka till Kungsgläntan.

När vi kom dit berättade nattvaket att mamma plötsligt tagit tre snabba andetag och sedan var det slut, hon hade varit där och hållit hennes hand. Sedan hade hon ringt mig. Vi tackade henne för ett bra jobb och stannade hos mamma en stund, hon såg fridfull ut. Jag plockade fram kläder som hon skulle ha på sig, Thomas ringde Peter, och sedan begravningsentreprenören som lovade komma kl. 7.30 nästa morgon, det kunde inte vara senare för då var de andra boende uppe och det är inte så roligt att se en kista rulla ut.

Sedan åkte vi hem.

Jag sov knappt den natten.

Måndag 5 september

Kom till mamma kl. 7.15, hade plockat blommor i trädgården som jag lade hos henne, hon var fin i kläderna och det såg bra ut.

Jag satt hos henne och läste högt en dansk HC Andersen-psalm som heter I Danmark är jag född.

Per, som har en begravningsbyrå och som mamma hade jobbat med på Bergtorps sjukhem på 80-talet, kom. Han och mamma hade hållit kontakten och han var även med när pappa begravdes. Han berättar nu att för ett par år sedan träffade han mamma på en bekants begravning och efteråt hade han skjutsat henne hem i begravningsbilen. Mamma hade skämtat om att det inte är många passagerare som själva kliver ur den bilen. När de körde hade hon passat på att berätta hur hon ville ha sin egen begravning. När han berättade det skrattade jag och sa att det låter som mamma i ett nötskal, typiskt henne att lifta med likbilen och passa på att informera hur hon vill ha det.

När de lagt mamma i kistan och kört iväg avtalade jag med personalen att vi kommer om någon dag och tömmer lägenheten och att det blir städning på torsdag eller fredag.

Resten av dagen gick åt till att informera familj och vänner. Jag körde också till kyrkogården med en bukett rosor som jag satte vid pappas grav.

Sedan gick jag en promenad på stranden i Ängsholmen där mamma alltid brukade gå. Det låg ett hjärta av snäckor på stranden, mycket passande, precis som om stranden sa hej då.

Sjuksköterskan Elsa på Kungsgläntan ringde och beklagade, hon frågade om vi var nöjda och om allt hade fungerat under helgen. Jag berättade om personalen lördag morgon; att de satt utanför, ingen var inne hos mamma och att hon inte var vänd på 6 timmar samt att de inte tvättat henne. Elsa beklagade detta och lovade ta upp det med chefen och personalen. Jag nämnde också nattvaket som inte kom, men att i övrigt hade allt fungerat bra och att jag var väldigt nöjd med smärtlindringen och det lugnande.

Elsa frågade också om vi ville ha ett efterlevandesamtal – att hon ringer om någon månad och hör om vi har några frågor och hur det är. Jag tackade nej, det kändes inte nödvändigt. Jag passade också på att tacka Elsa för att hon hade gjort ett bra jobb, sa att vi kom ju lite på kant i början men sedan tycker jag det har fungerat väldigt bra.

Maria min underbara kontaktperson på PKT ringde också och beklagade. Jag uttryckte min tacksamhet till deras verksamhet, bemötande och berättade vilket lugn hennes och läkarens besök hos mamma ingav. PKT behandlade mamma som en människa hela vägen.

Det är väldigt behändigt att bara ringa begravningsentreprenören när någon avlider och så fixar de allt. Men de tar också betalt naturligtvis. När vi några dagar senare var hos honom på hans kontor så gjorde han dödsannonsen som skulle i tidningen så att vi kunde kontrollera den innan. Via honom kunde vi också boka begravningen, präst och prata om musiken och psalmer. Senare var jag och pratade med prästen om mamma och då bestämde vi också musiken och prästen godkände att det var en dansk flagga på kistan.

Begravningen gick bra och det blev till och med lite trevligt på lunchen vi hade efteråt. Tror det är bra att samlas efteråt och prata i stället för att säga adjö i kyrkan.

Nu är mamma och pappa tillsammans igen på kyrkogården.

Ni har båda haft ett annorlunda och lite spännande liv med mycket arbete och resor utöver det vanliga. Vi barn är stolta och glada över att ni varit våra föräldrar.

Tack för allt och vila i frid.

Tack till:

Först och främst till Åsa, utan dig hade denna bok aldrig blivit skriven.

Steve för stöd och support.

Max och Nelly för att ni hejade på och trodde på mig.

Janne och Anne-Marie för korrekturläsning och kloka råd

Joachim för dina råd, genomläsning och feedback.

Vänner och arbetskamrater för stöd, uppmuntran, genomläsning och idéer.

Anna-Karin, Elin, Maria och ni inom hemtjänsten som delat era historier.

Dr X för uppmuntran och för att du delade med dig av din kunskap.

Alla ni som träffade mamma genom sjukdomsförloppet och ändå gjorde ert bästa trots inte alltid optimala förutsättningar.

Alla ni som läser boken.

Gunilla och alla ni andra på BoD.

Mina bröder med familjer som var med i hela mammas sjukdomsförlopp.

Sist av allt vill jag tacka mor och far där uppe i himlen för att ni var så underbara föräldrar, jag saknar er oändligt.